Menschliches Leid - Perspektiven der Philosophie und Theologie, des Buddhismus und der Medizin

Mechthild Dreyer
Tonke Dennebaum • Theodor Junginger
Monika Seibert-Grafe
Hrsg.

Menschliches Leid - Perspektiven der Philosophie und Theologie, des Buddhismus und der Medizin

Medizinische Gesellschaft Mainz e.V.

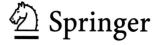 Springer

Hrsg.
Mechthild Dreyer
Philosophisches Seminar
Johannes Gutenberg-Universität Mainz
Mainz, Deutschland

Theodor Junginger
Medizinische Gesellschaft Mainz e.V.
Mainz, Deutschland

Tonke Dennebaum
Katholisch-Theologische Fakultät
Seminar für Fundamentaltheologie und
Religionswissenschaft
Johannes Gutenberg-Universität Mainz
Mainz, Deutschland

Monika Seibert-Grafe
Medizinische Gesellschaft Mainz e.V.
Mainz, Deutschland

ISBN 978-3-662-63084-6   ISBN 978-3-662-63085-3   (eBook)
https://doi.org/10.1007/978-3-662-63085-3

Die Deutsche Nationalbibliothek verzeichnet diese Publikation in der Deutschen Nationalbibliografie;
detaillierte bibliografische Daten sind im Internet über http://dnb.d-nb.de abrufbar.

Springer

Springer ist ein Imprint der eingetragenen Gesellschaft Springer-Verlag GmbH, DE und ist ein Teil von
Springer Nature.
Die Anschrift der Gesellschaft ist: Heidelberger Platz 3, 14197 Berlin, Germany

Geleitwort

Die Medizinische Gesellschaft Mainz befasst sich mit medizinisch-wissenschaftlichen Themen und fördert den Austausch der Medizin mit den Natur- und Geisteswissenschaften. Regelmäßige Veranstaltungen, in denen aktuelle Themen der Medizin und anderer Wissenschaften behandelt werden, stellen eine Verbindung her zwischen den Wissenschaftsdisziplinen sowie zwischen der Bevölkerung und den Wissenschaften.

In Fortführung der Buchreihe der Medizinischen Gesellschaft Mainz widmet sich der vorliegende Band dem menschlichen Leid und erörtert die Sichtweisen der Philosophie, der christlichen und jüdischen Theologie, des Buddhismus, der Medizin sowie der Psychologie und Psychotherapie auf das Leid der Menschen.

Das große Interesse an den Veranstaltungen zum menschlichen Leid und der Gerechtigkeit Gottes sowie das aktuelle, weltweite Leid durch SARS-CoV-2-Infektionen haben uns bewogen, das Thema Leid auch in Buchform aufzugreifen und zu erweitern.

Weiterhin war uns die Sicht eines unmittelbar Betroffenen wichtig. Die einprägsame Schilderung der Erfahrung und der Bewältigung von Leid des früheren Arbeitsministers Norbert Blüm haben wir deshalb an den Anfang gestellt. Die Überschrift „Was bedeutet mein Unglück?" macht deutlich, dass Blüm nach dem Sinn seines „Unheils" sucht und sich darüber hinaus die Frage stellt nach der Bedeutung seines Unglücks für sein Leben.

Diese Fragen nach dem Sinn, den Ursachen, der Erklärung und der Bedeutung von Leid sowie dem Umgang, den Lösungs- und Tröstungsversuchen diskutieren die Autoren im Kontext ihrer jeweiligen Fachgebiete, so dass sich dem Leser eine breite interdisziplinäre Sicht auf das menschliche Leid eröffnet.

Den Autoren und dem Springer-Verlag, insbesondere Frau Dr. A. Horlacher, gebührt unser ausdrücklicher Dank.

Für   den   Vorstand   der   Medizinischen   Gesellschaft   Mainz

mgm
Medizinische Gesellschaft
Mainz e. V.

Theodor Junginger
Monika Seibert-Grafe

Vorwort

Zum menschlichen Leben gehören Freude und Glück, immer aber auch Leid und Unglück.

Leid entsteht durch Unfälle und Krankheit, Gebrechlichkeit oder seelische Belastungen wie Schicksalsschläge, Verlust oder Trennung, Verlorengehen des Lebensplans. Es kann eigenverschuldet oder durch äußeres Unheil verursacht sein, meist tritt es schicksalhaft ein, ohne fassbare Ursache.

Das eigene und das fremde Leid, sei es von Angehörigen, Freunden oder Unbekannten, denen Schlimmes widerfährt, begleitet die Menschen lebenslang. Dabei steht immer die Frage nach dem Warum im Vordergrund: Warum hat es mich getroffen? Womit habe ich oder andere Menschen das Unheil verdient? Bin ich selbst schuld? Dies führt zu Fragen nach der tieferen Ursache, nach einer Erklärung und insbesondere bei Gläubigen zu Fragen nach dem Sinn des Leidens, nach dem Sinn des Lebens überhaupt und nach der Bedeutung des Leidens für das Leben. Kann Leid auch eine Chance sein, die zu einer anderen Lebensperspektive, neuen Einsichten und zu Stärke führt?

Der vorliegende Band nähert sich diesen Fragen aus verschiedenen Perspektiven an.

Die Ansätze der Philosophie werden von M. Dreyer anhand verschiedener Positionen dargestellt, in denen die Frage nach dem Sinn des Lebens, dem Grund von Leid und Übel vor dem Hintergrund der Einsicht in die Begrenztheit der menschlichen Erkenntnis thematisiert werden.

In der christlichen Theologie, erörtert von T. Dennebaum, geht es vor allem um die Frage, wie ein gütiger und gerechter Gott das Leid zulassen kann, das Problem der Theodizee also. Dabei werden Lösungsansätze für diesen Widerspruch diskutiert, aber auch die Frage, wie der Glaube bei der Bewältigung des Leids helfen kann.

Der Beitrag der jüdischen Theologie von P. Waldmann beschäftigt sich mit der Geschichte des Judentums, den Katastrophen, die immer wieder Anlass gaben, das Leid zu hinterfragen und sogar Gott dafür anzuklagen. Vor dem Hintergrund des unermesslichen Elends durch die Vernichtung der Juden im Holocaust wird die Bedeutung Gottes diskutiert.

Der Buddhismus hat ein anderes Bild vom Menschen als die monotheistischen Religionen, wie von C. Kleine ausgeführt wird. Leid ist zentral, Menschsein ist Leiden. Nur die Kenntnis der tieferen Ursachen des Leids und deren Beseitigung führen zur Erleuchtung und damit zum Verlöschen des Leids.

Die medizinische Sicht wird erläutert von T. Junginger und M. Seibert-Grafe. Die Medizin hilft bei der Bewältigung von Leid, wenn Krankheit die Ursache ist. Die fast unbegrenzten Möglichkeiten der hochtechnisierten und personalisierten Medizin sind auf die Beseitigung der Krankheit gerichtet und lassen oft den Kranken mit seinen Nöten vergessen. Die Chancen und Limitationen der Medizin zur Linderung von Leid werden ebenso erörtert wie die Wichtigkeit der Mitmenschlichkeit und Fürsorge.

Die Psychologie/Psychotherapie nimmt die seelischen Veränderungen in den Blick und bezieht die Mitmenschen ein, die erwachsenen Angehörigen wie auch die minderjährigen Kinder. Diese sind in der Regel mit-leidend und betroffen; sie können die Leidbewältigung erleichtern oder auch erschweren. Die Herangehensweise der Psychologie und Psychotherapie wird von T. Zimmermann beschrieben.

Die unterschiedlichen Sichtweisen auf das Leid sollen Orientierung geben, und wir wünschen, dass dieses Buch zum Verständnis von Leid, zum Umgang mit Leid und zur Bewältigung von Leid beiträgt.

Die Herausgeber

Mainz
Februar 2021

Mechthild Dreyer
Tonke Dennebaum
Theodor Junginger
Monika Seibert-Grafe

Inhaltsverzeichnis

Über die Autorinnen und Autoren

Mechthild Dreyer Philosophisches Seminar, Fachbereich 05: Philosophie und Philologie, Johannes Gutenberg-Universität Mainz, Mainz, Deutschland

Tonke Dennebaum Katholisch-Theologische Fakultät, Seminar für Fundamentaltheologie und Religionswissenschaft, Johannes Gutenberg-Universität Mainz, Mainz, Deutschland

Theodor Junginger Medizinische Gesellschaft Mainz e.V., Mainz, Deutschland

Christoph Kleine Religionswissenschaftliches Institut, Universität Leipzig, Leipzig, Deutschland

Monika Seibert-Grafe Medizinische Gesellschaft Mainz e.V., Mainz, Deutschland

Peter Waldmann Philosophische Fakultät II, Martin-Luther-Universität Halle-Wittenberg, Halle, Deutschland

Tanja Zimmermann Klinik für Psychosomatik und Psychotherapie, Medizinische Hochschule Hannover, Hannover, Deutschland

1

Leid aus Sicht eines Patienten

Erläuterungen zum Abdruck des Artikels von Norbert Blüm zu seiner Erkrankung, veröffentlicht in der ZEIT vom 12.03.2020

Theodor Junginger und Monika Seibert-Grafe

Inhaltsverzeichnis

1.1 Vorbemerkung

Norbert Blüm war geprägt von der Christlichen Soziallehre von Oswald von Nell-Breuning (1890–1991) und war der führende Sozialpolitiker seiner Zeit. Nach seiner Grundüberzeugung, ist niemand für sich selbst auf der Welt, sondern jeder hat mitzuwirken am besseren Zustand der Welt. Als seine Aufgabe sah er es an, Ungleichheit und Ungerechtigkeit zu erkennen, beim Namen zu nennen und zu bekämpfen. Wichtiger war ihm nur seine Familie

T. Junginger (✉)
Medizinische Gesellschaft Mainz e.V.,
Mainz, Deutschland
e-mail: Junginger@uni-mainz.de

M. Seibert-Grafe
Medizinische Gesellschaft Mainz e.V.,
Mainz, Deutschland
e-mail: seibertg@uni-mainz.de

M. Dreyer et al. (Hrsg.), *Menschliches Leid - Perspektiven der Philosophie und Theologie, des Buddhismus und der Medizin*, https://doi.org/10.1007/978-3-662-63085-3_1

1

und bis zuletzt war es ihm ein großes Anliegen, seine Enkel intellektuell, spirituell und lebenspraktisch zu begleiten.

Seine Erkrankung begann im Februar 2019, als es zu einer Sepsis (lebensbedrohliche Blutvergiftung) kam, die zunächst beherrscht schien. Mitte Mai 2019 entwickelte sich, ausgehend von einem infizierten Hüftgelenk, erneut eine schwerste Sepsis mit Versagen zahlreicher Organe, was einen 11-monatigen Aufenthalt in verschiedenen Krankenhäusern zur Folge hatte. Nach Operation der Hüfte, Lungenversagen und monatelanger künstlicher Beatmung über einen Luftröhrenschnitt, Isolation wegen nosokomialer Infektion, Nierenversagen und Hämodialyse, Gallenblasenentzündung, Darmoperation mit künstlichem Darmausgang und Ernährung über eine Magensonde, war Norbert Blüm von der Schulter abwärts komplett gelähmt. In wochenlangem Training lernte er, sich über eine Sprechkanüle wieder zu verständigen.

Sein Zustand besserte sich, als seine Familie Mitte Februar 2020 einen Betreuungsdienst einschaltete und Norbert Blüm nach Hause holte, nicht zum Sterben, sondern zum Leben. In seine Familie zurückgekehrt, war er ein völlig neuer Mensch. Trotz der kompletten Lähmung war er fröhlich, zuversichtlich, engagiert bei den Therapien, aß und trank mit großem Vergnügen, war wieder informiert über das Weltgeschehen, hörte philosophische Hörbücher, war glücklich wieder Gedanken zu Ende formulieren zu können und genoss die Frühlingssonne und den Garten. Nach 3 Wochen diktierte er seiner Frau den nachfolgenden Text zu seiner Erkrankung, der nach 2 Tagen fertiggestellt war. Er wollte sich als Politiker, der zeitlebens im Rampenlicht der Öffentlichkeit stand, ins Leben zurückmelden und sagen:

> Ich bin wieder da, will kommunizieren, schreiben, ich bin einsatzfähig, wenn ihr mich braucht. Wundert Euch nicht, ich habe mich äußerlich verändert, aber ich bin es noch, mein Kopf ist fit, nur der Rest ist „Schrott".

6 Wochen nachdem der Text in der ZEIT erschien, ist Norbert Blüm innerhalb weniger Minuten am 23.04.2020 zu Hause verstorben.

Das Leid lehrte Norbert Blüm Demut, Angst und Verzweiflung, was ihm bis dahin relativ fremd war. Er hat darüber nur wenig gesprochen, entsprechend seiner Grundhaltung: es hilft nicht zu jammern über Dinge, die man nicht ändern kann. Es ist besser, seine Energie darauf zu verwenden, Dinge zu ändern, wenn es möglich und nötig ist. Seine Angst war aber für seine Frau und seine Umgebung zu spüren, seine Angst vor der Nacht, vor den Albträumen, vor plötzlicher Atemnot, bei der er sich nicht bemerkbar machen konnte. Die Hoffnung auf eine Besserung der Lähmung hatte er bis zu Letzt.

Über den Tod hat Norbert Blüm oft gesprochen, in jungen Jahren auch respektlos, nicht verwunderlich für den ehemaligen Friedhofsmessdiener.

Norbert Blüm glaubte, dass die Art, wie man stirbt, viel mit dem Leben zu tun hat, das man gelebt hat. Für sich selbst wünschte er, bewusst und vorbereitet zu sterben und glaubte fest daran, dass er weiterleben würde in einer besseren Welt.

Wir haben den Artikel von Norbert Blüm in das vorliegende Buch aufgenommen, da er auf der einen Seite das enorme Leid aufzeigt, das die Medizin bei allen Fortschritten für den einzelnen Patienten und sein Umfeld beinhalten kann, zum anderen weil er die beispiellose Einstellung eines Patienten zur Bewältigung seines Leids und die gezogenen Lehren offenlegt, ohne jede Verzweiflung oder Depression.

Die Herausgeber danken Frau Marita Blüm, die ihren Mann als Studentin der Germanistik und Theologie in Bonn kennenlernte und die ihn durchs Leben und während seiner Erkrankung täglich begleitet und alle die Hoffnungen und die vielen Rückschläge miterlebt hat, für ihre Offenheit, Freundlichkeit und Unterstützung, ohne die diese Veröffentlichung nicht zustande gekommen wäre.

Dr. phil. Norbert S. Blüm – Lebenslauf

- Geboren am 21. Juli 1935 in Rüsselsheim
- Lehre als Werkzeugmacher bei der Adam Opel AG in Rüsselsheim
- Abitur am Abendgymnasium in Mainz
- Studium der Philosophie, Germanistik, Geschichte und Theologie an den Universitäten Köln und Bonn, u. a. bei Joseph Ratzinger, dem späteren Papst Benedikt XVI.
- Promotion im Fach Philosophie an der Universität Bonn
- Ab 1950 Mitglied der Christlich Demokratischen Union Deutschland (CDU)
- 1966 bis 1968 Redakteur der Zeitschrift *Soziale Ordnung*
- 1968 bis 1975 Hauptgeschäftsführer der Christlich-Demokratischen Arbeitnehmerschaft (CDA) Soziale Ordnung
- Ab 1969 Mitglied des Bundesvorstandes der CDU
- 1974 bis 1977 Landesvorsitzender CDA von Rheinland-Pfalz
- 1977 bis 1987 Bundesvorsitzender der CDA
- Ab 1981 Mitglied des Präsidiums der CDU
- 1987 bis 1999 Landesvorsitzender der CDU von Nordrhein-Westfalen.
- 1981 bis 1982 Mitglied des Abgeordnetenhauses von Berlin, Senator für Bundesangelegenheiten
- Ab 1972 mit Unterbrechungen Bundestagsabgeordneter
- 1982 bis 1998 Bundesminister für Arbeit und Sozialordnung
- Einführung der gesetzlichen Pflegeversicherung
- 2010 Hemmerle-Professur am Lehrstuhl für Systematische Theologie der Rheinisch-Westfälischen Technischen Hochschule (RWTH) Aachen
- Kolloquium Philosophie und Politik an der Universität Bonn
- Gestorben am 23. April 2020 in Bonn

1.2   Norbert Blüm: „Was bedeutet mein Unglück"?[1]

Was bedeutet mein Unglück? –Im Rollstuhl fällt der Blick auf das Leben anders aus – Von Norbert Blüm

Ich bin an Armen und Beinen gelähmt. Basta! Der Rollstuhl ist der Standort, von dem aus ich die Welt jetzt betrachte.

Wie ein Dieb in der Nacht brach das Unheil in Gestalt einer heimtückischen Blutvergiftung in mein Leben ein. Ehrlich gesagt, ich habe an das Unglück nicht geglaubt. Lähmung, das konnte ich nur als vorübergehende Stilllegung begreifen, als eine Episode also. Lebenslang – das ist noch jenseits meines Horizontes. Noch nehme ich das Urteil nicht ganz so ernst, wie ich eigentlich müsste, weil mein Lebensgefühl es nicht akzeptiert, auf Dauer gelähmt zu sein. Aber darauf nehmen Fakten keine Rücksicht. Mit Unbehagen denke ich schon an kommende Zeiten, wo ich das ganze Ausmaß des Dilemmas erkennen muss.

Vorerst bin ich nur überrascht: Ich fühle mich wie eine Marionette, der sie die Fäden gezogen haben, sodass ihre Teile zusammenhangslos in der Luft baumeln. Und so höre ich meinen Körper ab auf der Suche nach den alten Gewohnheiten.

Und wirklich! Wenn ich meiner Hand den Befehl gebe, sich zur Faust zu ballen, ballt sie sich, und während ich den Triumph genieße, dass die Fingerspitzen den Handballen berühren, sodass die Faust geschlossen ist, stelle ich mit Schrecken fest, dass die tatsächliche Hand sich kein Jota bewegt hat. Ich bin also der Patient zweier Welten: einer, die von der Illusion genährt wird, »alles ist wie früher« – und einer anderen, die an die harten Realitäten stößt.

Meine Lähmung verändert die Proportionen. Aus Bagatellen werden Problemfälle. Mich reizt gerade unter dem linken Auge ein Jucken. Früher hätte ich mit einem Handstrich den Juckreiz beseitigt. Heute kann meine Hand das nicht. Und so muss ich geduldig ausharren, bis der Reiz aufgibt.

Überraschende Erfahrungen mache ich auch mit meinen Träumen. Ich kann nur mit Schock- und Schreck-Geschichten dienen, und eigentlich kreisen sie alle um das gleiche Motiv: Ich werde gekidnappt, ich werde eingesperrt, ich bin im Keller eines zusammengestürzten Hauses verschüttet, und meistens ist eine Suchmannschaft auf meinen Spuren. Ich höre sie näherkommen, doch dann weichen sie ab und verfehlen mich. Es ist eine grausame Erfahrung, wenn die Stimmen leiser werden und der Rettungstrupp im Nichts verschwindet. Um die Paradoxie auf die Spitze zu treiben, wird mir im Traum klar, dass es nur ein Traum ist, der mich quält, und dass die Realität alle Schrecken beenden wird. Und dann werde ich wach und stelle fest: Ich befinde mich im gleichen hilflosen Zustand wie im Traum. Realität und Virtualität verlieren ihre scharfen Kanten. Sie fransen aus.

Jetzt, im wachen Zustand, begreife ich, welches Glück die Normalität ist. Ich sehe durchs Fenster des Krankenzimmers auf der gegenüberliegenden Straßenseite die Menschen scheinbar voraussetzungslos gehen. Einen Schritt nach dem

---

[1] Der ZEIT danken die Herausgeber für die Erlaubnis des Nachdrucks.

anderen. Die einen schlendern, die anderen hasten, wieder andere flanieren oder sind ins Gespräch vertieft. Es läuft sich scheinbar von alleine. Keiner begreift, welches Glück es ist, einen Fuß vor den anderen setzen zu können. Man könnte eine Weltkarte der Geh-Rhythmen entwerfen. Auf dem Broadway fiel mir einmal auf, dass alle New Yorker, wie von fremder Hand getrieben, rastlos einem imaginären Ziel zustreben. Sie können offenbar nur hasten. Keiner bleibt stehen. In Asien sah ich Menschenkolonnen tippeln – leicht vornübergebeugt – immer im Trab, wohin sie auch gingen. In südlichen Ländern ist der kontemplative Gang nicht ungewöhnlich. Deshalb ist Gehen und Miteinanderreden kein Gegensatz. So stelle ich mir Sokrates vor, wie er in den Gassen von Athen die Menschen in Gespräche verwickelte. Wie auch immer: Mir ist das Glück abhandengekommen, ungehemmt durch die Gegend zu streifen.

Über das Atmen lässt sich Vergleichbares sagen. Wir atmen, ohne an das Atmen zu denken. Ich dagegen muss dem Körper mit großer Willensanstrengung fast jeden Atemzug abringen. Wo bleibt die Lust am freien Atmen draußen in der Natur?

Die »normalen Verhältnisse« bieten ein Potenzial an Lust, das wir erst zu schätzen wissen, wenn wir es verloren haben. Ein Tag im Krankenhaus ist durch die Wiederkehr des immer Gleichen geprägt.

Er beginnt lautstark um sechs Uhr morgens, so als sei der Krach auf Knopfdruck erzeugt. Waschen und Frühstück werfen die Krankenhaustretmühle an. Dann die Routine. Erster Höhepunkt des grauen Alltags ist die Arztvisite. Sie nimmt liturgische Formen an. Der Arzt und seine Assistenten sind das Pendant zum Priester und seinen Messdienern. Je höher der ärztliche Rang, umso größer die Gefolgschaft. Es folgen die immer gleichen Anwendungen wie Physiotherapie, Ergotherapie und Logopädie et cetera. Abends um sieben bricht die Stille aus, die hier und da vom Stöhnen eines Kranken unterbrochen wird. Fast ein Jahr lang habe ich diese öde Wiederholungsmaschine ertragen. Tag für Tag. Nacht für Nacht.

Ich studiere die Decke des Krankenzimmers. Sie ist weißer als weiß und hat keine Konturen. Man kann sich darin verlieren wie in der Eiswüste der Arktis. Nirgends ist ein Haltepunkt, der deine Fantasie beflügeln könnte. Ein Quadratzentimeter gleicht tausend anderen.

Die Krankenhausnacht ist das Langweiligste, was mir je widerfahren ist. Die Zeit verliert scheinbar Anfang und Ende. Der Uhrzeiger schleicht sich durch die Nacht. Du schläfst ein und wirst wach und denkst, mindestens drei Stunden geschlafen zu haben. Doch ein Blick auf die Uhr belehrt dich eines Besseren: Es waren drei Minuten Tiefschlaf.

Alte Mythen lassen sich in den Vergleich mit der Krankenhauszeit einbringen. Tagsüber wuchtet Sisyphos den Fels nach oben, und mit dem Einsetzen der Nacht rollt er wieder ins Tal. War Sisyphos ein glücklicher Mensch? Albert Camus vermutet, »ja«. Ich kann es mir nicht vorstellen. Meine Krankenhauserfahrungen sprechen dagegen.

Inzwischen kenne ich den Gesundheitsbetrieb in- und auswendig. Seine Staffage ist voll von Apparaten, Vorrichtungen, Ampullen, Tabletten, Prothesen, Heil- und Hilfsmitteln. Es könnte uns passieren, dass in dem allgemeinen Getriebe der Mensch allmählich verschwindet und wir Suchmeldungen nach ihm aufgeben müssen.

Ich verstehe bis heute nicht, warum die Pflegekräfte sich vornehmlich als Objekt von Ausbeutung öffentlich darstellen lassen. Freilich, Missstände müssen bekämpft werden, aber die Pflege besteht nicht nur aus Missständen. Menschen zu dienen ist doch mehr wert, als Maschinen zu bedienen. Vom Wert von Berufen, die es mit Menschen zu tun haben, höre ich wenig. Ich kenne nicht viele Berufstätige, die von ihren »Kunden« so herbeigesehnt werden wie die Pflegenden von ihren Patienten. Ich jedenfalls habe es immer wie einen Lichtschein empfunden, wenn die Tür sich öffnete und eine Schwester oder ein Pfleger ins Zimmer trat. Auch in der Todesstunde würde ich lieber die Hand eines Menschen spüren als die kalte Klaue eines Roboters.

Welche Bedeutung hat mein Unglück?

Die Frage, welcher Sinn sich mit unserem Dasein verbindet, lässt den Menschen nicht los. Der Mensch ist das sinnsuchende Tier.

Im Horizont des Rollstuhls fällt der Rückblick anders aus als in der herkömmlichen Panoramasicht. Was war wichtig, was bedeutungslos? Der Standpunkt wechselt mit dem Standort. Ich beurteile manche Ereignisse meines Lebens anders als bisher, und der Rollstuhl bildet die Wasserscheide.

Die Wiedervereinigung erlebte ich als einmaliges historisches Ereignis, von dem ich meinte, dass es die herkömmliche Geschichte beendete. Jetzt dämmert mir: Sie war eher nur ein Brückenpfeiler zwischen der Vergangenheit und den Umwälzungen der Zukunft.

In der Zeit der Wiedervereinigung politische Verantwortung getragen zu haben, betrachte ich als ein großes Privileg. Es war eine Zeit des Aufbruchs. Viele Menschen in Ost und West engagierten sich mit viel Idealismus. Wir haben den Enthusiasmus nicht genutzt. Jetzt sind wir wieder im alten Trott. Die Hoffnung, dass die Demokratie gesiegt habe und eine globale Epoche des Friedens bevorstehe, hat sich nicht erfüllt.

Ich habe ein intensives öffentliches Leben geführt – zeitweise als Rummelboxer der Politik. Am Ende jedoch gerate ich in geradezu mönchische Verhältnisse. Ich vermute, dass sie nicht weniger spannend sind als das alte öffentliche Getriebe.

Es ist also ein bisschen zu wenig, das Rollstuhlereignis lediglich als Perspektivwechsel einzuordnen. Es muss mehr sein. Ich ahne es, aber ich weiß es nicht. Selbst Hiob wusste nicht, warum ihn so unzählige Schicksalsschläge trafen. Und auch seine Freunde fanden keinen Grund. Hiob verachtete Gott nicht, doch er haderte mit ihm, um schließlich zu der Erkenntnis zu gelangen, dass er mit Gott keine Rechnung offen habe, da dieser unendlich größer sei.

So warf ihn das Unglück auf sich selbst zurück. Ausflüchte bot es nicht.

Ist das auch der Sinn des heroischen Existenzialismus? Wir sind, was wir aus uns machen, und sonst nichts.

Früher schloss ich in die Bewertung meiner Aktivitäten die öffentliche Resonanz ein. Jetzt gelten die nackten Fakten.

Die Krankheit erlaubt keine Flucht in Ausreden. Schnörkellos führt sie uns zu dem, was wir sind. Die Krankheit zerstört unsere Allmachtsfantasien und dämpft unsere versteckten Überheblichkeiten. Alle Prestige-Vehikel, Orden und Ehrenzeichen verlieren ihre Bedeutung. So sind wir, wie wir sind, mit der Krankheit allein.

In den Turbulenzen meines Lebens war die Familie oft Zufluchtsort. Sie ist mein privates Exil. Auch jetzt habe ich mich wieder in die Arme der Familie geflüchtet, als ich aus dem Krankenhaus entlassen wurde. Ich bin daheim.

Eigentlich genieße ich einen privilegierten Status. Ich lebe wie Gott in Frankreich. Rund um die Uhr werde ich bedient. Zwar fliegen mir keine gebratenen Tauben in den Mund wie im Schlaraffenland. Aber Essen und Trinken erreichen mich, ohne dass ich einen Finger dafür krumm gemacht habe. Ich werde gefüttert. So werde ich satt, aber das ist nicht alles, was ich als Mensch benötige. Ich bin mehr als mein Leib. Vor die Wahl gestellt, würde ich Defizite körperlicher Tüchtigkeit leichter ertragen als den Verlust von mentaler Selbstständigkeit. Mein Rollstuhl ist ein strenger Lehrmeister.

Quelle: Blüm (2020) Die Zeit. © Zeitverlag Gerd Bucerius GmbH & Co. KG. Gemäß § 1 Abschn. 3 des Bundesdatenschutzgesetzes vom 21.01.1977 werden personenbezogene Daten ausschließlich für publizistische Zwecke gespeichert und herausgegeben.

Literatur

Blüm N (2020) Artikelnr: Was bedeutet mein Unglück? Artikelnr: A107840687. Die Zeit 12, 12.03.2020. Zeitverlag Gerd Bucerius GmbH & Co. KG

2

Menschliches Leid – Versuch einer Sinngebung aus philosophischer Sicht

Mechthild Dreyer

Inhaltsverzeichnis

2.1 Menschliches Leid als Thema der Philosophie

Leid gehört zur Begrenztheit und Unvollkommenheit menschlichen Lebens. Doch in dem Maß, in dem Krankheit, Not und Elend beherrschbar werden, wird die Frage umso dringlicher, wie nicht abwendbares Leid mit menschlichem Glück vereinbar ist. Oder anders formuliert und die Existenz eines guten Gottes voraussetzend: wie kann es Gottes Güte überhaupt zulassen,

M. Dreyer (✉)

Philosophisches Seminar, Fachbereich 05: Philosophie und Philologie, Johannes Gutenberg-Universität Mainz, Mainz, Deutschland

e-mail: dreyer@uni-mainz.de

© Der/die Autor(en), exklusiv lizenziert durch Springer-Verlag GmbH, DE, ein Teil von Springer Nature 2021

M. Dreyer et al. (Hrsg.), *Menschliches Leid - Perspektiven der Philosophie und Theologie, des Buddhismus und der Medizin*, https://doi.org/10.1007/978-3-662-63085-3_2

9

dass Menschen leiden (Vgl. hierzu und zum Folgenden: Marquard 1981, Oelmüller 1986, Oelmüller 1990, Oelmüller 1992, Streminger 1992, Geyer 1992, Dietz 1995, Dreyer 2004).

Das Thema hat eine lange philosophische Tradition, verweist es doch letztlich auf das Jahrtausende alte Bemühen des Menschen, sich im (methodischen) Nachdenken den Sinn des Lebens zu erschließen. Die folgenden Überlegungen bieten zwei philosophische Zugänge zum Thema. Der eine setzt unmittelbar bei der menschlichen Existenz an. Er stammt von dem spätantiken Philosophen Anicius Manlius Severinus Boethius (480/485–524/526 n. Chr.). In seiner Schrift *Consolatio philosophiae* (Trost der Philosophie) versucht er eine Antwort auf die Doppelfrage zu geben: „Gibt es einen Gott, woher das Böse? Woher das Gute, wenn es keinen gibt?"

Der andere Zugang zum Thema ist der, ein systemisches Problem im Kontext einer philosophischen Theorie zu lösen. Er ist von Gottfried Wilhelm Leibniz (1646–1716) entwickelt worden. Zwar ist sein Interesse am Thema insofern existentiell bestimmt, als er den christlichen Glauben an einen gütigen Gott und die Liebe zu diesem Gott wider alle Angriffe als vernünftig und damit als gesollt ausweisen will. Dennoch kommt bei ihm der Frage nach der Vereinbarkeit der Annahme eines guten Gottes mit der Erfahrung menschlichen Leides zunächst einmal nur eine metaphysische d. h. rein theoretische Bedeutung zu. Denn die menschliche Erfahrung, im Leben unabwendbaren Übeln ausgesetzt zu sein, lässt den von ihm in seiner Philosophie entwickelten Gottesbegriff fraglich werden. Leibniz ist es auch, der als erster die Frage nach dem Grund des Übels als Theodizee-Frage formuliert: Wie lassen sich Gottes Allmacht und Güte mit den menschlichen Erfahrungen von Not und Elend vereinbaren? Mit seiner Begriffsbildung „Theodizee" orientiert sich Leibniz an einer Stelle aus dem Brief des Paulus an die Gemeinde von Rom (Röm. 3, 5), wo von Gottes Gerechtigkeit angesichts menschlicher Ungerechtigkeit die Rede ist.

In den folgenden Überlegungen werden zunächst die beiden philosophischen Positionen vorgestellt (Abschn. 2.2 und Abschn. 2.3). Bei allen Unterschieden haben sie jedoch auch Gemeinsamkeiten, die im Anschluss daran thematisiert werden (Abschn. 2.4). Denn beide Konzeptionen zeigen, dass die Frage, wie erfahrenes nicht abwendbares Übel mit der Güte Gottes und der von ihm als ein Gutes geschaffenen Welt vereinbar ist, zufriedenstellend nur beantworten kann, wenn der Blick über die eigene Existenz hinaus auf das Ganze von Welt und Dasein geweitet wird. Das aber führt zu der Frage, ob der Mensch überhaupt über die für eine solche Sicht notwendigen Erkenntnisvoraussetzungen verfügt. Was aber folgt daraus für die Klärung der Frage nach dem Grund des Übels, wenn diese Voraussetzungen nicht gegeben sind? Bewegen sich diese Überlegungen im Kontext philosophischer Reflexion, so präsentiert der Schlussabschnitt ein prominentes Beispiel für einen gänzlich anderen Umgang mit dem Thema (Abschn. 2.5).

2.2 Das Sinnangebot einer philosophischen Daseinsdeutung

Boethius, einer der in seiner Zeit mächtigsten senatorischen Familien Roms entstammend, bereits mit rund 30 Jahren unter Theoderich (454–526 n. Chr.) Konsul, wird kurze Zeit, nachdem auch seine beiden minderjährigen Söhne zu Konsuln erhoben worden sind, u. a. wegen angeblicher Konspiration mit Konstantinopel und damit gegen Theoderich zum Tode verurteilt. Bis zu seiner Hinrichtung verbleibt ihm noch eine Zeitspanne, in der er – zwar nicht in einem Gefängnis, wohl aber in einem ihm zugewiesenen Zwangsquartier – die Wiederaufnahme seines Gerichtsverfahrens betreibt. In dieser Situation entsteht die *Consolatio*. Sie ist ein kunstvoll gearbeiteter Text aus Prosastücken und Gedichten, orientiert an den Positionen von Platon, Aristoteles und den Vertretern der stoischen Philosophie (Vgl. hierzu und zum Folgenden: Boethius 1990, Gigon 1990, Schumacher 1993) .

Der Boethius der *Consolatio* ist zu Beginn des Textes ein gebrochener Mann, der sein Schicksal beklagt. Er glaubt sich unschuldig, dennoch von denen verraten, für die er sich als Politiker eingesetzt hat, und von Freunden verlassen. Seine Zeitgenossen halten ihn, der zum Tod verurteilt ist, für tatsächlich schuldig, da sie an einen unlösbaren Zusammenhang von Tun und Ergehen glauben. In dieser Situation tritt eine Gestalt in sein Zimmer, in der er nach einiger Zeit die Philosophie wiedererkennt (Abb. 2.1). Für sie ist Boethius nicht der vom Schicksal Geschlagene, sondern der Kranke, den sie heilen will, so wie sie ihn in guten Tagen erzogen und gebildet hatte. Nachdem die Philosophie als erstes die Dichtermusen aus dem Raum vertrieben hat, weil – so ihre Überzeugung – der Patient nicht dadurch geheilt wird, dass er sein Leiden in Dichtung transponiert, beginnt sie die Anamnese.

Boethius schildert seiner Ärztin in bewegten Worten seine Lage und deren Vorgeschichte. Aus dem anamnetischen Bericht leitet sie eine erste Diagnose ab, an die sie fünf Fragen anschließt. Mit ihrer Hilfe will sie klären, welche seiner ehemaligen philosophischen Überzeugungen für ihn nach wie vor unzweifelhaft gewiss sind und welche er vergessen hat. Überzeugt ist er davon, dass die Welt ein geordnetes Ganzes ist und dass ihre Ordnung von ihrem Schöpfer, dem allmächtigen Gott, gestiftet und der Vernunft ihres Schöpfers

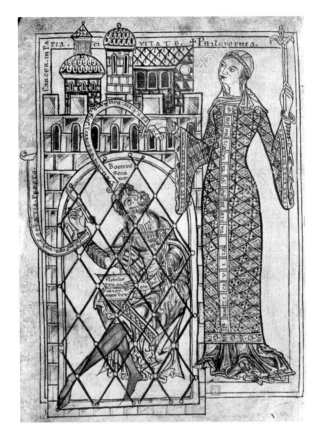

Abb. 2.1 Trost der Philosophie: Die Philosophie besucht Boethius. Detail aus einer Handschrift ca. 1200; München Bayerische Staatsbibl. Cod. lat. 2599, fol. 106v (Quelle: https://archive.org/details/TheYear1200ABackgroundSurvey)

unterworfen ist. Ebenso ist er sich dessen gewiss, dass die Weltordnung auf ein Gutes hin ausgerichtet ist und dass Übel oder Leid als Mangel an Gutem begriffen werden muss, das dazu dienen kann, das Gute zu befördern. Verloren aber hat er augenscheinlich sein Wissen vom Endzweck der Dinge und von den Mitteln, mit denen Gott die Welt regiert.

Für die Philosophie zeigt sich damit sehr deutlich, dass Boethius das Ganze eines gelingenden Lebens aus dem Blick verloren hat. Er hat vergessen, dass der Endzweck der Dinge und damit die Bestimmung des Menschen in der Teilhabe am wahren Guten, an Gott als der wahren Glückseligkeit, besteht. Wenn Boethius nun klage, dass er sein Glück verloren habe, verwechsele er vermeintlich Gutes, nämlich das vergängliche Geschenk der Fortuna mit dem unvergänglichen Glück. Nur der könne in den Gaben der Glücksgöttin das wahre Glück sehen, dessen Perspektive sich – so die Philosophie – bedrängt von seiner Not auf das Partikulare verengt habe, auf die Situation seines aktuellen Leidens. Ausgehend von dieser Diagnose kann dann der Heilungsprozess beginnen. Er vollzieht sich in Form eines argumentativen Gesprächs zwischen der Philosophie als Ärztin und ihrem Patienten Boethius, an dessen Ende dieser sein verlorenes Wissen vollständig wiedererlangt hat.

Bereits in diesen Anfangspassagen der *Consolatio* wird deutlich, dass Boethius die Frage nach dem Grund des von ihm erfahrenen Leids als ein Problem der Konsistenz eines Ganzen von gelingendem Leben begreift. Der von ihm bislang in seinem Handeln unterstellte Lebenssinn wird durch das Übel von Verurteilung und Todesstrafe infrage gestellt. Denn wenn er, der sich bisher immer bemüht hatte, sein Leben entsprechend den Normen der Sittlichkeit auszurichten, nun Ansehen, politischen Einfluss und Freiheit verloren hat und mit einem gewaltsamen Tod für nicht begangenes Unrecht bestraft werden soll, dann ist das menschliche Tun und Ergehen, seines wie das seiner Feinde gleichermaßen, nicht eingebunden in die Ordnung des Guten, die Gott als Schöpfer der Welt gegeben hat. Gibt es aber eine solche Einbettung nicht, dann ist alles dem Zufall unterworfen, dann erweist sich jede Form von Sittlichkeit als nichtig.

Angesichts dieser Ausgangslage muss eine überzeugende Antwort auf die Frage nach dem Grund des Übels aufzeigen können, dass das Unglück, von dem Boethius getroffen worden ist, seinem ursprünglichen Wissen um die Bestimmung des Menschen und damit dem von ihm in seinem Handeln immer schon unterstellten Sinn nicht wirklich widerspricht; es muss, gemessen an dem, was wahre Glückseligkeit ist, als bloßer Schein entlarvt werden. Im Verlauf des Heilungsgespräches vermag die Philosophie Boethius aufzuzeigen, dass Gott die Welt mit dem Mittel seiner Güte lenkt. Dieser Deutung von Welt aber widerspreche es nicht, dass das Schlechte als Folge menschlichen Handelns anscheinend triumphiere und der Gerechte verfolgt werde; denn gute wie schlechte Taten fänden ihren Lohn in sich selbst. Was das Übel betrifft, das aus menschlichem Handeln entsteht, so ist sein Ursprung in der menschlichen Willensfreiheit zu verorten und eingebunden in eine auf das letzte Gut ausgerichteten Ordnung. Als Boethius eine darüber hinausreichende Aufklärung über die Ursachen des menschlichen Leides verlangt, zeigt ihm die Philosophie auf, wie schwierig es ist, angemessen darüber zu urteilen, ob Glück und Unglück im Leben gerecht verteilt sind, um dann das Gespräch mit der Bemerkung abzubrechen, dass es sich für den Menschen nicht schickt, vollständig die Gründe göttlichen Handelns gedanklich erfassen oder mit Worten benennen zu wollen. Boethius – so die Philosophie – möge sich mit der Erkenntnis zufriedengeben, dass Gott, Schöpfer aller Dinge, diese auf das Gute hin ordnet und lenkt. Dazu gehöre, dass er alles

Schlechte von dieser Ordnung durch die Verkettung der Schicksalsnotwendig-
keit abwende, während er den Menschen, den er in Ähnlichkeit zu sich geschaffen habe, in dieser festhalte.

Am Ende des Dialogs hat Boethius nicht nur den von ihm vor seiner Leiderfahrung allem Handeln unterstellten Lebenssinn wiedergewonnen, sondern
zugleich auch die Erfahrung dieses Leidens in seine bisherige Welt- und Daseinsdeutung integriert. Dieser Sinn aber ist Boethius nicht in Gestalt eines
detaillierten, alle Fragen restlos beantwortenden Wissens verfügbar, sondern
angesichts der Begrenztheit seiner Erkenntnis nur in der Form einer tastenden
Einsicht. Der Dialog schließt mit dem Aufruf der Philosophie zu einem
tugendhaften Leben.

2.3   Das Sinnangebot einer philosophischen Kosmologie

Das Denken des Philosophen Gottfried Wilhelm Leibniz (1646–1716,
Abb. 2.2) speist sich in zentralen Aspekten aus einer frühen religiösen Erfahrung, wonach sich das Universum durch Harmonie und Proportion aus-
zeichnet: Alles, was ist, ist seiner Natur nach harmonisch und steht in harmo-
nischer Verbindung zu allen anderen Teilen des Universums. Alle Harmonie
ist von Gott als der *harmonia universalis* in der Schöpfung gestiftet (Vgl.
hierzu und zum Folgenden: Leibniz 1965, Busche 1997).

Dieser Deutung scheint indes die Faktizität des menschlichen Alltags zu
widersprechen. Hunger, Krieg, Krankheit, Naturkatastrophen, Verlust und
Schmerz sind Disharmonien und Übel höchsten Ausmaßes. Ist die Welt angesichts dessen tatsächlich konsistent mit Hilfe eines einzigen Prinzips, d. h.
mit der Annahme eines guten Schöpfergottes, erklärbar? Zudem stellt sich ein
zweites Problem: Zeigen nicht gerade die ungeheuren Dimensionen des
Übels, dass die Welt nicht auf das Beste hin geordnet ist, dass es also gar keine
Ausrichtung der Welt nach (guten) Zwecken gibt? Versteht man in Orientierung an der antiken Philosophie Zwecke als Ursachen, dann bedeutet das,
dass in der Welt keine Zweckursächlichkeit erkennbar ist. Dann aber ist der
Weltverlauf entweder nur mit Hilfe physikalischer Wirkursachen oder mit
Verweis auf den Zufall zu erklären. Eine solche Alternative aber hat, wenn
man die Welt als von einem Gott verursacht denkt, zur Konsequenz, dass
Gott die Welt entweder notwendig hervorgebracht oder willkürlich geschaffen
hat. Diese theoretischen Probleme müssen sich noch verschärfen, wenn mit
Leibniz davon auszugehen ist, dass Gott willentlich aus einer unendlichen

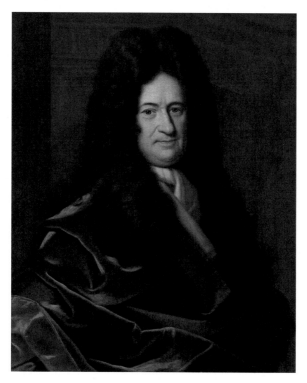

Abb. 2.2 Porträt Gottfried Wilhelm von Leibniz von Christoph Bernhard Francke (1665–1729). (Quelle: Wikimedia Commons)

Zahl möglicher Welten gerade diese Welt trotz all ihrer Übel gewählt und verwirklicht hat. Warum – so ist vor diesem Hintergrund zu fragen – hat er nicht eine harmonischere, von weniger Disharmonie geprägte Welt gewählt und geschaffen?

Leibniz entwickelt die Lösung des Problems, indem er beim Gottesbegriff selbst ansetzt und den Grund des Übels in folgender Weise einsichtig zu machen versucht. Hierbei geht er von der metaphysischen Voraussetzung aus, dass es in Gott drei Prinzipien gibt, die seinem Schaffen vorausliegen: Verstand im Sinne der Allwissenheit bzw. Weisheit sowie Macht und Wille. Sie sind jedes für sich genommen vollkommen und stehen – miteinander verbunden – in einem harmonischen Verhältnis zueinander. Der göttliche Verstand trägt von Ewigkeit her – und damit vor aller Schöpfung – als ewige Wahrheiten die Ideen zu allen möglichen Dingen in sich, d. h. die Ideen von all dem, was in sich widerspruchsfrei ist und infolgedessen auch geschaffen werden könnte. Der göttliche Wille, der von Natur aus ein sittlicher ist, insofern er durch nichts anderes als durch die Vorstellung des Guten zum Handeln getrieben wird, will von allem, was der Verstand als möglich erkennt, das Beste. Dies gilt auch für das Schöpfungshandeln Gottes. Die Macht Gottes ist an sich absolut, wird aber von seiner Weisheit eingeschränkt, damit er sie nicht willkürlich verwendet. Da aber nicht alles mögliche Beste, wenn es zu einer einzigen Harmonie verbunden werden soll, miteinander kompatibel ist, ist die Schöpfung der tatsächlichen Welt eine vom göttlichen Verstand geleitete Auswahl des göttlichen Willens aus der Menge dessen, was geschaffen werden könnte, bei der die Macht Gottes die für den Schöpfungsakt notwendigen Mittel gibt.

Nach Leibniz ist die von Gott gewählte und geschaffene Welt infolgedessen weder Produkt unbeschränkter göttlicher Allmacht noch willentliche Verwirklichung des schlechthin Besten noch Folge von Allwissenheit, sondern Ergebnis der harmonischen Verbindung dieser drei göttlichen Prinzipien. Sie ist die beste aller denkbaren Welten, weil im anderen Fall Gott, der nur das Beste wollen kann, gar keine Welt hervorgebracht hätte. Selbst gegenüber einer möglichen Welt, die frei von allem Übel wäre, muss die bestehende nach Leibniz als die beste gelten, da eine Welt ohne Schuld und Unglück entsprechend dem Gedanken der Harmonie auch nicht dieses hohe Maß an Gutheit hätte.

Was nun den Ursprung des Übels betrifft, so ist er nach Leibniz in der ideellen Natur der Geschöpfe gegeben, die in den ewigen Wahrheiten des göttlichen Verstandes vor aller Schöpfung beschlossen ist. Denn diese ideelle Natur der Dinge ist wesentlich begrenzt und damit unvollkommen. Wäre sie ihrem Wesen nach nicht begrenzt, besäße alles, auch das tatsächlich Geschaffene, von Natur aus alle Vollkommenheiten und wäre damit nicht mehr von der Natur Gottes zu unterscheiden. Diese Begrenztheit bzw. Unvollkommenheit, die allem Geschaffenen als solchem eigen ist, nennt Leibniz das metaphysische Übel (malum metaphysicum). Aus diesem naturhaften Mangel resultieren beim Menschen zum einen seine physische Unvollkommenheit, sein physisches Leiden (malum physicum) und zum anderen Schuld oder Sünde (malum morale).

Nach Leibniz gehören also die geschöpfliche Begrenztheit und Unvollkommenheit und in ihrer Folge Leid und Schuld nicht zu den Dingen, die Gott will oder macht. Die Begrenztheit des Geschöpfs gründet, insofern sie mit den Wesenheiten der Dinge bereits in den ewigen Ideen des göttlichen Verstandes gegeben ist, zwar in Gott, ist aber seinem Willen wie seiner Allmacht vorgegeben. Sie gehört zur besten und deshalb von ihm gewählten Harmonie eines Universums und kann von Gott wie das malum physicum nur als Mittel zur Realisation des größtmöglichen Guten gewollt werden. Im Blick auf Schuld oder Sünde (malum morale) gilt, dass sie vom Menschen verursacht ist. Sie ist Resultat des schlechten Gebrauchs der dem Menschen eigenen Willensfreiheit, die an sich ein gutes Vermögen ist. Denn sie ist Bedingung jeder Moralität, wobei der Wille nach Leibniz zwar durch die klare Kenntnis des Guten bestimmt, jedoch nicht genötigt ist, das als gut Erkannte auch zu tun. Schuld bzw. Sünde wird nach Leibniz von Gott nur wegen eines Guten im Rahmen der Gesamtharmonie des Universums zugelassen. Dem Vorwurf, mit einer solchen Lösung die Bedeutung des Übels zu verharmlosen, kann Leibniz entgegenhalten, dass ein solcher Einspruch nur Ausdruck einer beschränkten Perspektive ist, die das Ganze zugunsten eines Teiles vernachlässigt, wenn sie nicht überhaupt das Ganze des Universums vergessen lässt.

2.4 Die Grenzen menschlicher Rationalität

Die Auseinandersetzung mit der Frage nach dem Übel angesichts der Existenz eines guten Schöpfergottes trägt bei Boethius – vergleicht man seine Position mit der von Leibniz – trotz vorhandener Parallelen in vieler Hinsicht – andere Züge. Bereits der Entstehungszusammenhang des Problems macht diese Differenz deutlich. Für Leibniz stellt sich die Notwendigkeit, die Theodizee-Frage überzeugend zu beantworten, zwar aufgrund praktischer Motive, primär jedoch um die Leistungsfähigkeit der eigenen philosophischen Position nachzuweisen. Sie stellt sich ferner als Frage nach der vollständigen Rationalität der jüdisch-christlichen Glaubenseinsicht; und sie stellt sich schließlich als Frage danach, ob die Existenz eines Schöpfergottes angesichts der Weltwirklichkeit mit Argumenten verteidigt, d. h. ob die gesamte Weltwirklichkeit samt ihrer Geschichte konsistent auf eine einzige Ursache, einen guten Schöpfergott, zurückgeführt werden kann. Da aber mit diesen Fragen zugleich die Grundoptionen des leibnizschen Denkens angesprochen sind, erweist sich die Theodizee-Frage letztlich als Probierstein der Validität seines philosophischen Ansatzes selbst. Eine Behandlung der Frage nach dem Grund des Übels, wie Leibniz sie unternommen hat, ist wesentlich eine metaphysische Auseinandersetzung mit der Frage nach dem Ganzen von Welt und nach Gott als einem sittlich Handelnden. Im Rahmen einer solchen Thematisierung kommt der Problematik des Übels bei genauerer Betrachtung jedoch keine zentrale Bedeutung zu, es ist lediglich Mittel zum Zweck einer *demonstratio dei*. Zugleich büßt das Phänomen des Übels seine Brisanz als eine Gegebenheit ein, unter welcher der Mensch mit seiner gesamten Existenz leidet, es läuft Gefahr, eingebettet in eine Gesamtdeutung von Welt, zu einer harmlosen Größe zu werden, so dass das Problem dann nur noch von akademischer Relevanz ist.

Dagegen entsteht die Frage nach dem Übel, wie sie Boethius in der *Consolatio philosophiae* stellt, zwar auch angesichts des Problems, ob die gesamte Weltwirklichkeit samt ihrer Geschichte trotz aller Divergenzen konsistent auf eine einzige Ursache, einen guten Schöpfergott, zurückgeführt werden kann. Aber sie ergibt sich ausschließlich aufgrund eines praktischen Interesses und zugleich in einer Perspektive, die wesentlich von der Endlichkeit menschlicher Existenz geprägt ist. Dennoch formuliert auch der Boethius der *Consolatio*, wenn er vom Leid unmittelbar betroffen ist, die Frage nach dessen Sinn aus einer gewissen Distanz. Zum einen ist es die Distanz des gesellschaftlich ausgegrenzten, auf seine Existenz zurückgeworfenen und auf seine Endlichkeit verwiesenen Menschen. Zum anderen ist es die Distanz des Philosophen, dessen Grundüberzeugungen von Gott und der Welt im Ganzen durch sein eigenes Schicksal zum Teil widerlegt zu sein scheinen.

Wie die Philosophie im Dialog mit Boethius aufzeigt, ist die Distanz, die er anfänglich zur Lösung seines Problems einnimmt, jedoch nicht ausreichend. Seine Klage über den Verlust des Glücks, ja letztlich auch die Frage nach dem Grund seines Leides resultieren gerade aus einem Zuwenig philosophischer Distanz. Denn das existentiell Betroffen-Sein von Leid hat Boethius dazu verleitet, gerade die Grundwahrheiten seiner bisherigen philosophischen Welt- und Daseinsdeutung aus dem Blick zu verlieren, die ihm eine angemessene Einordnung und damit letztlich auch die Bewältigung seines Leides ermöglichen würden. An dieser Stelle lohnt ein Blick auf Leibniz. Dem Vorwurf, mit seiner Lösung der Theodizee-Frage die Bedeutung des Übels zu verharmlosen, hält er – um es zu wiederholen – entgegen, dass dieser Einwand nur Ausdruck einer beschränkten Perspektive ist, die das Ganze des Universums nicht mehr im Blick hat. Boethius wie Leibniz zeigen also, dass die Frage nach der Vereinbarkeit des nicht abwendbaren menschlichen Leids mit der Annahme eines guten Gottes oder einer auf das Gute ausgerichteten Schöpfung zufriedenstellend nur auf der Grundlage einer geweiteten Perspektive beantwortet werden kann. Kann der Mensch aber einen solchen Standpunkt einnehmen? Die *Consolatio* beantwortet diese Frage klar: Der Mensch ist von Natur aus in seiner Erkenntnisfähigkeit begrenzt, so dass ihm eine letzte Einsicht in die Gründe göttlichen Handelns verwehrt bleibt. Die Frage nach dem Grund des Leides kann nur tastend beantwortet werden.

Diese Einsicht in die Begrenztheit menschlicher Erkenntnis steht auch im Zentrum der Kritik von Immanuel Kant (1724–1804) an Leibniz (Vgl. hierzu und zum Folgenden: Kant 1969). Kant vertritt die Position, dass es keine Metaphysik als philosophische Disziplin geben kann, weil die menschliche

Erkenntnis zu begrenzt ist, um jenseits der Welt der Erfahrung sicheres Wissen über Gott und die Welt gewinnen zu können. Infolgedessen muss er die Vorgehensweise von Leibniz, die Theodizee-Frage metaphysisch zu verstehen und zu beantworten, als unangemessen ablehnen. Für Kant ist das Vorhaben von Leibniz nichts anderes als ein vor dem ‚Gerichtshof der menschlichen Vernunft' geführter Prozess, in dem der Schöpfergott der Angeklagte und die Vernunft die Aufgaben sowohl eines Richters als auch eines Anklägers und Verteidigers übernimmt. Damit lehnt er eine philosophische Behandlung des Themas jedoch nicht gänzlich ab. Vielmehr sieht er die praktische Philosophie bzw. Moralphilosophie als den geeigneten Reflexionskontext an, um sich mit der Theodizee-Frage zu befassen. Denn die praktische Philosophie hat nach Kant die Aufgabe, die Idee des höchsten Gutes und Endzwecks der Welt zu entwerfen und mit Hilfe dieses regulativen Prinzips das Übel zu erklären. Hier ist dann auch eine Zurückweisung der Einwände gegen die göttliche Weisheit und Güte möglich. Eine solche Reflexion der praktischen Vernunft übersteigt die Möglichkeiten des Menschen nicht und ist für Kant infolgedessen ‚authentisch'. Eine solche authentische Theodizee in allegorischer Form sieht er im biblischen Buch *Hiob* gegeben.

Hiob ist wie Boethius ein tugendhafter Mensch, der, von großem Unglück getroffen, die Situation seines Leidens mit seinen bisherigen handlungsleitenden Einsichten nicht kohärent deuten kann und daher die Frage nach dem Grund des Übels stellt. Wie Boethius zieht auch er bei allem Räsonieren eine Grundüberzeugung, die den bisher unterstellten Lebenssinn gestiftet hat, nicht in Zweifel, nämlich, dass es einen guten und allmächtigen Gott gibt, dass die Welt von ihm geschaffen und von ihm auch geordnet worden ist. Die Ausgangslage beider Personen gleicht sich auch insofern, als beiden Trost und Hilfe im Gespräch zuteilwerden soll, im Fall des Boethius durch die Philosophie, im Fall des Hiob durch seine Freunde. Während die Philosophie in ihrem Gespräch mit Boethius im Blick auf das Übel abstreitet, dass zwischen Tun und Ergehen ein notwendiger Zusammenhang besteht, wird gerade diese These von den Freunden des Hiob vehement vertreten. Anders als Boethius kann Hiob angesichts des Wissens um die eigene Unschuld die Argumentation seiner Gesprächspartner folglich nicht für schlüssig halten. Daher fordert er von Gott selbst eine überzeugende Antwort, er fordert den Prozess. In der unmittelbaren Begegnung mit Gott erkennt Hiob jedoch, was Boethius sich von der Philosophie hat sagen lassen müssen: Die menschliche Erkenntnisfähigkeit ist zu begrenzt, um Einsicht in die Gründe göttlichen Handelns zu erlangen.

So sehen sich Hiob wie Boethius am Ende allen Nachdenkens über den Grund des Übels wieder auf das (geistige) Fundament ihres Lebens verwiesen,

das sie in ihrem Fragen letztlich zwar nie verlassen, dennoch in seiner Trag-
fähigkeit bezweifelt hatten. Es besteht in der Überzeugung, dass ein guter und
allmächtiger Gott die Welt geschaffen und ihr eine Ordnung gegeben hat und
dass in dieser Ordnung auch alles menschliche Tun seinen Platz findet, weil
dieser Gott ein vorhersehender und vorherwissender ist. Im Sinne Kants stehen beide, Hiob wie Boethius, für die einzige, dem Menschen angemessene
Form des Umgangs mit der Frage nach der Vereinbarkeit unabänderlichen
menschlichen Leides mit der Annahme eines guten Gottes oder einer guten
Schöpfung. Sie besteht darin, die Anerkenntnis der eigenen Unwissenheit
hinsichtlich Gottes und seiner Absichten mit Glauben und sittlichem Handeln und Glauben zu verbinden.

2.5 Die Hinwendung zur Lebenspraxis

Weit populärer noch als Kants Kritik an Leibniz ist Voltaires (1694–1778,
Abb. 2.3) Auseinandersetzung mit dessen Lehre von dieser Welt als der besten
aller Welten (Vgl. hierzu und zum Folgenden Voltaire 2019). Vier Jahre nach

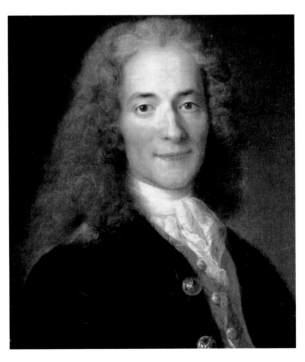

Abb. 2.3 Porträt François-Marie Arouet (Voltaire) von Nicolas de Largillière. (Quelle:
Wikimedia Commons)

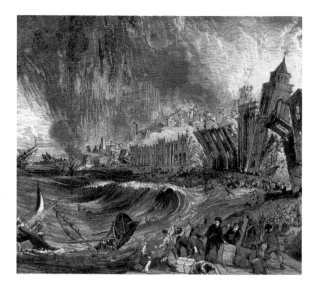

Abb. 2.4 Erdbeben von Lissabon. (Quelle: leben-in-portugal.wiki)

dem verheerenden Erdbeben, das am Allerheiligentag 1755 über Lissabon hereinbricht und fast die ganze Stadt zerstört (Abb. 2.4), erscheint sein satirischer Text *Candide ou l'optimisme* (Candide oder der Optimismus). Candide, der als junger Mann auf einem Schloss in Westfalen lebt, wird dort von dem Hauslehrer Pangloß erzogen, der ein glühender Anhänger der leibnizschen Philosophie ist. Bei ihm lernt er die Lehre von der besten aller Welten kennen. Sie wird zu seiner Grundüberzeugung. Nachdem er aus dem Schloss verstoßen wird, muss er auf einer langen Reise, die ihn in viele Länder führt, zahlreiche Abenteuer bestehen, die sich bei näherem Hinsehen als Katastrophen, Unglücksfälle und Verkettungen von Zufällen erweisen, darunter auch das Erdbeben von Lissabon. Er kommt letztlich zwar glimpflich davon. Aber diese Ereignisse und auch die Schlechtigkeit der Menschen, die er kennenlernen muss, führen schließlich dazu, dass er seine optimistische Position und mit ihr auch die Lehre von der besten aller Welten aufgibt.

Mehr als Übergangslösung gedacht pachtet Candide einen Bauernhof, den er zusammen mit seinen Gefährten bewirtschaftet. Zu ihnen gehört auch wieder sein ehemaliger Hauslehrer, den er durch Zufall wiedergefunden hat und der – anders als sein Schüler – seinen Glauben an die beste aller Welten nicht verloren hat. Eines Tages lernen sie einen alten Mann kennen. Er bewirtschaftet mit seinen Kindern zusammen – augenscheinlich sehr erfolgreich – ebenfalls ein Landgut. Er ist zufrieden mit seinem Schicksal, bewahrt doch die bäuerliche Arbeit nach seiner Überzeugung sie alle vor den drei großen

Übeln, der Langeweile, den Lastern und der Not. In der landwirtschaftlichen Arbeit erkennt nun Candide die Lebensform, die selbst der von Königen vorzuziehen ist. Panloß, der Philosoph, sieht in ihr die Übereinstimmung mit dem Schöpfungswillen Gottes gegeben, und für einen weiteren Gefährten Candides, einen Gelehrten, ist sie – frei von aller Grübelei – das einzige Mittel, um das Leben erträglich zu machen.

So bringen sie alle ihre besten Talente in die Bewirtschaftung des Hofes ein und auch ihnen bringt diese Arbeit allmählich viel Geld ein. Pangloß indes wird nicht müde, Candide überzeugen zu wollen, dass sein bisheriger Lebensweg eine klare Bestätigung der leibnizschen Lehre von dieser Welt als der besten aller Welten ist, in der alle Ereignisse miteinander aufs Beste verknüpft sind. Voltaire beendet seine Erzählung damit, dass er Candide darauf antworten lässt: „Wohlgesprochen […] allein es gilt, unseren Garten zu bebauen."

Literatur

Boethius AMS (1990) Trost der Philosophie. Consolatio philosophiae, lat.-dt., hrsg. und übers. von E Gegenschatz und O Gigon. Artemis, München

Busche H (1997) Leibniz' Weg ins perspektivische Universum. Eine Harmonie im Zeitalter der Berechnung, Paradeigmata 17. Meiner, Hamburg

Dietz W (1995) Theodizee und Leidensthematik. Gottes Allmacht, seine ‚Verantwortung' und das Leiden der Kreatur. Zeitschrift für medizinische Ethik 41(2):93–103

Dreyer M (2004) Unde malum? a respeito do problema da Teodicéia em Boécio e Leibnitz. In: Stein E (Hrsg) A cidade de Deus e a cidade dos homens. De Agostinho a Vico, Porto Alegre, S 133–153

Geyer C-F (1992) Die Theodizee – Diskurs, Dokumentation, Transformation. Steiner, Stuttgart

Gigon O (1990) Einführung. In: Boethius, Trost der Philosophie. Consolatio philosophiae, lat.-dt., hrsg. u. übers. v. Gegenschatz E. u. Gigon O. Artemis, München, S 306–369

Kant I (1969) Über das Mißlingen aller philosophischen Versuche in der Theodicee (Akademie-Ausgabe 8), Berlin 1912/23, Ndr. De Gruyter, Berlin, S 253–271

Leibniz GW (1965) Essais de théodicée sur la bonté de Dieu, la liberté de l'homme et l'origine du mal (= Die philosophischen Schriften von Gottfried Wilhelm Leibniz, hrsg. von C I Gerhardt 6), Berlin 1885, Ndr. Olms, Hildesheim

Marquard O (1981) Vernunft als Grenzreaktion. Zur Verwandlung der Vernunft durch die Theodizee. In: Poser H (Hrsg) Wandel des Vernunftbegriffs. Alber, Freiburg/Br, S 107–133

Oelmüller W (Hrsg) (1986) Leiden (Kolloquium Religion und Philosophie 3). Schöningh, Paderborn

Oelmüller W (Hrsg) (1990) Theodizee – Gott vor Gericht? Fink, München

Oelmüller W (Hrsg) (1992) Worüber man nicht schweigen kann: Neue Diskussionen zur Theodizeefrage. Fink, München

Schumacher T (1993) Heilung im Denken. Zur Sache der philosophischen Tröstung bei Boethius. Freiburger Zeitschrift für Philosophie und Theologie 40:20–43

Streminger G (1992) Gottes Güte und die Übel der Welt. Das Theodizeeproblem. Mohr, Tübingen

Voltaire (2019) Candid oder Die Beste der Welten (Candide ou l'optimisme). Insel Verlag Leipzig 1913, Nikol Verlagsgesellschaft Hamburg 2019

3

Menschliches Leid – Theologische Perspektive

Tonke Dennebaum und Peter Waldmann

T. Dennebaum (✉)
Katholisch-Theologische Fakultät, Seminar für Fundamentaltheologie und
Religionswissenschaft, Johannes Gutenberg-Universität Mainz,
Mainz, Deutschland
e-mail: dennebaum@uni-mainz.de

P. Waldmann
Philosophische Fakultät II, Martin-Luther-Universität Halle-Wittenberg,
Halle, Deutschland
e-mail: peter.waldmann@germanistik.uni-halle.de

© Der/die Autor(en), exklusiv lizenziert durch Springer-Verlag GmbH, DE, ein Teil von
Springer Nature 2021
M. Dreyer et al. (Hrsg.), *Menschliches Leid - Perspektiven der Philosophie und Theologie, des Buddhismus und der Medizin*, https://doi.org/10.1007/978-3-662-63085-3_3

Die Geschichte des Judentums hingegen und die Katastrophe von Ausschwitz geben immer wieder Anlass Gott zu hinterfragen. Die Frage, warum lässt Gott das alles zu, bleibt unbeantwortet. Das Bild der Juden von ihrem Gott ist damit nachhaltig gestört. Das Schweigen Gottes im Angesicht von Ausschwitz hat tiefe Auswirkungen mit der Folge, dass viele Juden sich ihrer Schicksalsgemeinschaft verpflichtet fühlen, aber ihren Gott verloren haben.

3.1   Zugang der christlichen Theologie: Warum lässt Gott das Leid zu?

Tonke Dennebaum

3.1.1   Einleitung

Warum lässt Gott es zu, dass Menschen Leid erfahren? Und wie kann der Glaube Halt und Stütze bieten, wenn man unmittelbar von Leid betroffen ist? In der jüdisch-christlichen Glaubenstradition hat man diese Fragen von frühester Zeit an gestellt. Seit der Entstehung des Monotheismus, des Glaubens an einen einzigen Gott, versuchen Menschen zu verstehen, wie Gottes Güte und Gerechtigkeit mit der Erfahrung in Einklang zu bringen ist, dass in der Welt Leid und Übel existieren. Auch heute noch ist es eine der großen Aufgaben der Theologie, Antwort auf diese Frage zu geben. Dabei ist eine zweifache Perspektive nötig. Einerseits geht es um die Fokussierung auf den theoretischen Kern des Problems. Hier bedarf es eines präzise geführten Diskurses unter Abwägung aller sinnvollen Lösungsvarianten. Allerdings reichen logisch-abstrakte Überlegungen nicht aus, um in der Frage nach dem Leid wirklich Auskunft geben zu können. Ein Mensch, der konkret von Leid betroffen ist, erhofft von Theologie und Glaube mehr als eine nur theoretische Reflexion. Daher muss auch gefragt werden, wie Glaube und Religion denen zum Trost und zur Stärkung gereichen, die Leid und Unheil existenziell erfahren. Auch darauf hat die Theologie zu antworten. Es geht daher ebenso um das logisch-systematische Fragen wie um das Leid des Einzelnen.

Schon das Alte Testament thematisiert diese beiden Aspekte, und zwar am eindrücklichsten anhand der Gestalt des *Hiob*. Dieser wird als Mensch geschildert, der untadelig, rechtschaffen und fromm ist und im Wohlstand lebt. Dann bricht das Unglück über ihn herein. Schlag auf Schlag geht die Familie zugrunde, er verliert seinen Besitz, wird krank, sein Körper ist mit Geschwüren übersät. Hintergrund dieser Unheilserzählung ist, dass das Leid mit Hiob einen Menschen trifft, der sich nichts hat zuschulden kommen lassen. Für den Gläubigen wirft dieses Schicksal Fragen auf. Mit floskelhaften Erklärungen ist es hier nicht getan. Hiob selbst bringt es auf den Punkt: „Dem Unglück Hohn! So denkt, wer ohne Sorge ist." (Hiob 12, 5)[1]

In der Erzählhandlung des Buches Hiob nimmt ein Streitgespräch großen Raum ein, das der Protagonist mit dreien seiner Freunde führt. Dabei geht es um verschiedene Aspekte der Leidproblematik im Angesicht des Glaubens an den gerechten Gott. Zunächst trägt Hiob sein Unglück noch treu im Glauben: „Nackt kam ich hervor aus dem Schoß meiner Mutter; nackt kehre ich dahin zurück. Der HERR hat gegeben, der HERR hat genommen; gelobt sei der Name des HERRN." (1, 21) Später erhebt er Klage gegen Gott: „Was tat ich dir [...]? Warum hast du mich zu deiner Zielscheibe gemacht [...]?" (7, 20) Oder an anderer Stelle: „Deine Hände haben mich gebildet, mich gemacht; dann hast du dich umgedreht und mich vernichtet." (10, 8) Die Einwände, die Hiobs Freunde gegen diese Klage ins Feld führen, bleiben schwach. Sie verweisen auf eine etwas krude Leidenspädagogik Gottes – „er verwundet und er verbindet, er schlägt, doch seine Hände heilen auch" (5, 18) –, sie erinnern daran, dass Gott dem Hiob auch im Leiden noch Trost spendet (15, 11) und raten ihm schließlich: „Werde [*Gottes*] Freund und halte Frieden! Nur dadurch kommt das Gute dir zu." (23, 21) Daraufhin tritt ein vierter Freund des Hiob auf, der unzufrieden mit dem bisherigen Verlauf der Diskussion ist und nun die entscheidenden Argumente vorträgt. Seine These lautet: Gott bleibt dem Gerechten treu. Kein Mensch kann für sich in Anspruch nehmen, vollkommen und rein zu sein. Wenn Menschen leiden, sollten sie dies als Mahnung, Prüfung und Zurechtweisung begreifen.

Hiob hatte gefragt: Wie kann Gott gerecht sein, wenn er zulässt, dass Unschuldige leiden? In den letzten Kapiteln des biblischen Buches antwortet Gott selbst auf diese Klage. Er nimmt die Frage also ernst – und stellt zugleich klar, dass der Mensch kein Recht hat, den Ewigen zu belehren. Gott, so der Tenor des Buches, ist treu, aber sein Ratschluss ist unergründlich. (38-40) Hiob lässt sich von dieser Gottesrede überzeugen: „Fürwahr, ich habe geredet,

---

[1] Alle biblischen Zitate nach Bibel (2016).

ohne zu verstehen, über Dinge, die zu wunderbar für mich und unbegreiflich sind. […] Darum widerrufe ich." (42, 3b+6) Daraufhin segnet Gott den Hiob, und seine spätere Lebenszeit ist erfüllter als seine frühere.

Der biblische Text macht klar: Kein Mensch ist frei von Schuld. Und doch entzieht sich die Frage nach dem Leid den Rechenmodellen menschlicher Gerechtigkeit; sie ist aufgehoben im unbegreifbaren Geheimnis Gottes. Statt zu fragen: „Wie kann Gott das zulassen?" gilt daher der Rat: „Vertraue im Leiden auf Gott; er ist treu und wird dich retten."

3.1.2   Die Katastrophe von Lissabon

Mit dieser Antwort war die Diskussion um das Leid des Menschen allerdings nicht beendet. In der Philosophie- und Theologiegeschichte ist zu allen Zeiten gefragt worden, warum dem Menschen Schlimmes widerfährt, obwohl Gott gerecht und gut ist. Dabei war für die neuzeitliche Auseinandersetzung ein historisches Ereignis wichtig: Am 1. November 1755 wurde vormittags gegen 10 Uhr die Stadt Lissabon durch ein Erdbeben erschüttert. Es kam zu Bränden, viele Bewohner flüchteten in den Hafen. Dort fielen sie einer plötzlich auftretenden Flutkatastrophe zum Opfer. Das Erdbeben hatte einen Tsunami ausgelöst, der am Ende wohl mehr Menschenleben kostete als die initiale Katastrophe. Nach konservativer Schätzung kostete die Naturgewalt dieses Tages 30.000 Menschen das Leben, 85 Prozent aller Gebäude der Stadt wurden zerstört.

Hinzu kam, dass die Menschen vor der Schwierigkeit standen, das Geschehene zu deuten. Lissabon war eine zutiefst katholische, vom Glauben geprägte Stadt. Der 1. November war der Allerheiligentag, und als sich am Vormittag in den Straßen buchstäblich die Gräben auftaten, waren die Kirchen voll und die Gesänge und Litaneien der Prozessionen erfüllten die Stadt. Die Menschen beteten innig – und doch wurden sämtliche Kirchen Lissabons zerstört, einschließlich der Kathedrale. Es ereignete sich eine Katastrophe in einer Stadt, die ihren Glauben hochhielt, zu einem Zeitpunkt, an dem ihre Einwohner zum Gebet versammelt waren und alle Heiligen um Gottes Schutz und Segen anriefen.

Es war daher kein Wunder, dass die Katastrophe in einem religiösen Kontext gedeutet wurde. Heftige Debatten in Theologie und Philosophie waren die Folge. Keine fünfzig Jahre zuvor hatte *Gottfried Wilhelm Leibniz* (1646–1716) die These vertreten, dass es sich bei der realen Welt um die beste aller möglichen Welten handelte.[2] Seiner Ansicht nach war dies die Antwort auf die Frage, wie man sich die Existenz von Leid vor dem Hintergrund des Glaubens an einen Gott erklären kann, der allmächtig und vollkommen gut ist. Leibniz war der erste, der für dieses Problem den Begriff der *Theodizee* verwendete – einem Kunstwort, das er aus den Wörtern θεός (Gott) und δίκη (Recht, Gerechtigkeit) bildete. Das Wort Theodizee meint also die *Rechtfertigung Gottes* angesichts der Existenz von Übel und Leid in der Welt. Für Leibniz war die reale Welt die beste aller möglichen Welten – auf die Augenzeugen der Katastrophe von Lissabon wirkte diese Behauptung absurd.

Niemand brachte dies so auf den Punkt wie *Voltaire* (1694–1778) in seiner Roman-Satire *Candide oder der Optimismus* aus dem Jahr 1759. Die Hauptperson dieser Schrift, *Candide*, ist ein Jüngling, der auf einem westfälischen Schloss aufwächst und vom dortigen Hauslehrer *Pangloß* ganz im Sinne Leibniz' unterrichtet wird. Man lebe, so lehrt Pangloß, in der besten aller Welten, es gebe keine Wirkung ohne Ursache, und „da alles zu einem bestimmten Zweck erschaffen worden ist, muß es notwendigerweise zum besten dienen."[3] Nach einiger Zeit wird Candide wegen einer erotischen Eskapade aus dem Schloss gejagt. Gemeinsam mit Pangloß begibt er sich auf eine Reise, in deren Verlauf den beiden allerhand Schlimmes widerfährt. So landen sie just an jenem Tag in Lissabon an, als sich dort das Erdbeben ereignet. Sie werden Zeuge unermesslichen Leids unschuldiger Bürger – und beobachten zugleich, wie ein liederlicher Matrose seinen Nutzen aus dem Unglück anderer zieht und plündert, Gott lästert und das Geld bei Huren ausgibt. Dennoch bleibt Pangloß der Leibniz'schen Lehre treu und behauptet: „Also ist alles gut."[4]

Für ebenso skurril hält Voltaire die Antwort, die die Kirche auf die Naturkatastrophe gegeben hat. Zur Demonstration des Glaubens hatten in Lissabon in den Wochen nach dem Unglück mehrere sogenannte Autodafés stattgefunden, öffentliche und feierliche Verkündigungen von Urteilen der portugiesischen Inquisition. Im Nachgang dieser Autodafés wurden auch Todesurteile vollstreckt – als sei, wie Voltaire anmerkt, das „langsame Verbrennen mehrerer Menschen ein unfehlbares Mittel zur Verhütung von Erdbeben."[5] Im Roman sieht Candide, wie sein Lehrer Pangloß von religiösen Eiferern gehängt wird. Fassungslos kom-

---

[2] Leibniz war der Auffassung, „daß Gott, indem er die vollkommenste aller möglichen Welten ausgewählt habe, durch seine Weisheit sich dazu bewogen gefühlt habe, das damit verbundene Böse zuzulassen, was aber nicht hinderte, daß, alles eingerechnet und gegeneinander abgewogen, diese Welt nicht doch die beste sei, die zur Auswahl bereitstand." LEIBNIZ (1996) S. 26.

[3] VOLTAIRE (⁹2016) S. 10.

[4] Ebd., S. 29.

[5] Ebd., S. 31.

mentiert Candide: „Wenn das hier die beste aller Welten ist, wie muß es dann erst auf den anderen aussehen?"[6] Allerdings stellt sich später heraus, dass die Erhängung von Pangloß missglückt ist.

Die Leibniz'sche Lösung der Theodizee, das muss Voltaire nicht weiter ausführen, ist gescheitert. Die Frage, wie Gott das zulassen kann, ist wieder offen.

3.1.3 Bedeutung der Theodizee für die Plausibilität des Glaubens

Was genau steht bei der Debatte um die Theodizee auf dem Spiel? Welche Bedeutung hat sie für die Theologie und die Plausibilität des Glaubens? Für die Beantwortung dieser Frage muss einerseits das Problem der Theodizee näher eingegrenzt und andererseits definiert werden, unter welchen Umständen eine Überzeugung als rational plausibel gelten kann.

Der Kern des Theodizeeproblems besteht darin, dass im Rahmen des traditionellen Theismus, also des Glaubens an einen Gott, dem man bestimmte Wesensattribute zuschreibt, gewöhnlicherweise drei Thesen jeweils für sich genommen als wahr akzeptiert werden: 1. *Gott ist allmächtig*, 2. *Gott ist gütig* und 3. *In der Welt gibt es in hohem Maß Leid und Unheil*. Offensichtlich ist es nun aber so, dass diese drei Prämissen nicht alle drei zugleich wahr sein können, denn:

1. Wenn die Behauptung, dass Gott *allmächtig* ist, das Wesen Gottes korrekt beschreibt, liegt es in Gottes Hand, Leid und Unheil zu verhindern. Gott verfügt über die Macht, eine Welt zu erschaffen, in der kein Leid vorkommt und in der es keinen Schmerz und kein Übel gibt.
2. Wenn außerdem die These zutrifft, dass Gott *gütig* ist und seine Liebe unser Vorstellungsvermögen weit übersteigt, sollte es zudem dem Willen Gottes entsprechen, die Leiden der Geschöpfe nicht nur in Grenzen zu halten oder hier und dort zu reduzieren, sondern sie vollständig und ein für alle Mal aus der Welt zu schaffen. Ein gütiger Gott würde eine Welt wollen, in der kein Wesen die Erfahrung von Leid und Übel machen muss.
3. Wenn Gott *gütig* **und** *allmächtig* ist, wäre daher zu erwarten, dass er eine Welt erschafft, in der kein Leid existiert. Das ist aber offensichtlich nicht der Fall. Es gibt Leid in hohem Maß in der Welt. Bei Akzeptanz dieser Feststellung ist es vor dem Hintergrund des unter (1) und (2) Gesagten alles andere als plausibel, an die Existenz Gottes zu glauben, jedenfalls, wenn man ihn als allmächtig und gütig beschreibt.

---

[6] Ebd., S. 32.

Noch etwas anderes kommt hinzu: Im Kontext des klassisch-neuzeitlichen Rationalitätsverständnisses galt dasjenige als wahr, was sich beweisen und letztgültig begründen ließ. Entsprechend ging man in der Apologetik, der theologischen Disziplin der Verteidigung des Glaubens, über Jahrhunderte hinweg davon aus, dass auch die Existenz Gottes zweifelsfrei bewiesen werden könne und der Glaube an Gott eben deshalb rational sei. Man setzte auf *aposteriorische* Argumente, d. h. aus der Erfahrung gewonnene Argumente – vor allem kosmologische und teleologische Gottesbeweise – und auf *apriorische,* d. h. erfahrungsfreie Begründungen, an erster Stelle den Gottesbeweis *Anselms von Canterbury* (1033–1109) in seinen vielen Varianten. Vor dem Hintergrund dieser logischen Absicherung des Gottesglaubens, die man über Jahrhunderte hinweg weithin akzeptierte, formulierte das Erste Vatikanische Konzil in seiner dogmatischen Konstitution *Dei Filius* noch Ende des 19. Jahrhunderts:

> „Dieselbe heilige Mutter Kirche hält fest und lehrt, daß Gott, der Ursprung und das Ziel aller Dinge, mit dem natürlichen Licht der menschlichen Vernunft aus den geschaffenen Dingen gewiß erkannt werden kann […].“[7]

Gleichzeitig besteht kein Zweifel an der Treffsicherheit der philosophischen Kritik der Gottesbeweise. Erinnert sei nur an *David Humes* (1711–1776) Anfragen an den teleologischen Beweis, *Immanuel Kants* (1724–1804) Kritik an Anselm von Canterbury oder in jüngerer Zeit an *Quentin Smiths* (* 1952) Beiträge zur Debatte um das kosmologische Argument. Hinzu kommt, dass sich der Hintergrund des Diskurses um die Gottesbeweise grundlegend geändert hat. Die Vertreter des Kritischen Rationalismus, allen voran *Karl Popper* (1902–1994), haben die Schwachstellen der Aristotelischen Logik vom beweisbaren Wissen aufgezeigt:

> „Wenn Wissen, Wissenschaft, beweisbar sein muß, dann kommt es […] zu einem unendlichen Regreß. Denn jeder Beweis besteht aus Prämissen und Konklusionen, aus Anfangssätzen und aus Schlußsätzen; und wenn die Anfangssätze nicht bewiesen sind, so sind es auch die Schlußsätze nicht. *It is as simple as that.*“[8]

Der Kritische Rationalismus setzt daher nicht auf die letztgültige Beweisbarkeit, sondern auf die kritische Überprüfung von Wahrheitsansprüchen. Eine Überzeugung gilt nun nicht mehr dann als rational plausibel, wenn man sie bewiesen hat, sondern dann, wenn sie (1) in sich konsistent und (2) mit unse-

---

[7] Denzinger ([37]1991) Nr. 3004. Siehe auch DH 3026.
[8] Popper ([10]1994) S. 450.

rem übrigen Wissen kohärent ist und zudem (3) über einen guten Erklärungswert verfügt. Die Möglichkeit der Falsifizierbarkeit besteht aber weiter fort. Als *endgültig bewiesen* kann eine Hypothese oder ein Modell unter diesen Umständen niemals gelten.

Was hat all dies mit der Frage der Theodizee zu tun? Nun, im Kontext der traditionellen Apologetik und vor dem Hintergrund des klassischen Rationalitätsverständnisses galt die Existenz Gottes nicht nur theoretisch als beweisbar, sondern de facto als bewiesen. Zwar markiert das Problem der Theodizee auch unter der Maßgabe der Glaubenssicherheit von *Dei Filius* (Erstes Vatikanisches Konzil) ein schwerwiegendes Problem – das zeigt die Diskussion nach Lissabon –, aber es ging dabei doch letztlich um die Suche nach einer Antwort, die zwar nicht leicht zu geben war, von der man aber doch von Anfang an davon ausgehen konnte, dass es sie *gab*. Anders formuliert: Der Glaube stand fest, und es war lediglich unklar, ob es dem Menschen mit seiner begrenzten Erkenntnisfähigkeit gelingen würde, das Theodizee-Problem angemessen zu beantworten. Auch der Ansatz des Buches Hiob – Gott ist treu und gerecht, das Leiden der Menschen lediglich eine Prüfung und Mahnung – leuchtet unter diesen Umständen durchaus ein.

Unter Maßgabe eines neueren, kritischen Rationalitätsverständnisses und zudem der Infragestellung der Gottesbeweise durch die neuzeitliche Philosophie gewinnt das Theodizee-Problem hingegen an Brisanz. Die rationale Plausibilität des Glaubens gilt nun nicht mehr als von vornherein gesetzt. Stattdessen erweist sich die Theodizee als echte Anfrage an die Rationalität des Glaubens. Im Grunde gilt erst jetzt in aller Schärfe, was *Georg Büchner* (1813–1837) schon 1835 in *Dantons Tod* schrieb:

„Warum leide ich? Das ist der Fels des Atheismus. Das leiseste Zucken des Schmerzes, und rege es sich nur in einem Atom, macht einen Riß in der Schöpfung von oben bis unten."[9]

Umso dringlicher wird auch heute erwartet, dass die Theologie eine Antwort auf die Frage der Theodizee zu geben vermag.

3.1.4 Drei Kategorien theologischer Antworten

Solche Antworten formuliert die Theologie in der Tat, allerdings nicht so, dass man es dabei mit Argumenten zu tun hätte, die jeweils bestimmte Aspekte

---

[9] BÜCHNER (1965) S. 5–63, hier Dritter Akt, S. 40.

klären, einander ergänzen und in ihrer Summe die theistische Position begründen. Stattdessen sind die Antwortversuche der Theologie grundverschieden und setzen zum Teil auf eine Modifizierung des theistischen Gottesbegriffs. Häufig stehen die Argumente disparat nebeneinander und können nur alternativ zueinander diskutiert werden. Im Folgenden werden drei grundsätzliche Kategorien theologischer Antworten vorgestellt.[10]

Gläubiger Verzicht auf eine Antwort

Klar ist, dass in der Theodizee zwischen zwei Arten von Leid unterschieden werden muss: dem moralischen und dem natürlichen Übel. Mit dem „moralischen Übel" ist jenes Leid gemeint, das Menschen einander zufügen, wenn sie bewusst oder fahrlässig so handeln, dass ihr Tun anderen zum Schaden gereicht. Gewaltanwendung und Kriege sind moralische Übel, ebenso alle Formen des Missbrauchs, der die körperliche oder seelische Unversehrtheit des Anderen beeinträchtigt. Auch ungerechte Wirtschaftssysteme und Strukturen, die Armut befördern oder ein aus niederen Motiven in Kauf genommener menschengemachter Klimawandel gehören in den Bereich des moralischen Übels. Hiervon zu unterscheiden sind die natürlichen Übel. Sie entstehen ohne menschlichen Einfluss. Damit sind vor allem unheilbare Krankheiten und Naturkatastrophen aller Art gemeint. Ob bei den Leiden, die Menschen zu erdulden haben, die Leiden des moralischen oder die des natürlichen Übels überwiegen, wäre eine eigene Diskussion wert. Leibniz etwa war überzeugt, dass dem moralischen Übel darum so großes Gewicht zukommt, weil es zugleich auch die Quelle von physischem Übel ist: „Ein einziger Caligula oder Nero hat mehr Übles getan als ein Erdbeben es vermocht hätte."[11]

Nun gibt es nicht wenige Theologen, die die Not des moralischen und natürlichen Übels absolut ernstnehmen und auch die Diskrepanz zum traditionellen theistischen Gottesbild sehen, die aber zugleich überzeugt sind, dass die Frage der Theodizee *in statu viae*, auf den Wegen dieses Lebens, offenbleiben muss. Einige der bedeutendsten Theologen der vergangenen Jahrzehnte stehen für diese Richtung, etwa *Hans Küng, Wolfhart Pannenberg, Johann Baptist Metz, Jürgen Moltmann, Karl Rahner* oder *Dorothee Sölle*. Sie alle betrachten die Theodizee nicht als Einzelfrage, für die man (noch) keine Lösung hat, sondern sie sind der Auffassung, dass wir aus übergeordneten Erwägungen heraus die Frage nach dem Leid nicht beantworten können und dürfen.

---

[10] Vgl. hierzu die gute Übersicht in SCHMIDT-LEUKEL (1999) S. 112–123.
[11] LEIBNIZ, S. 109.

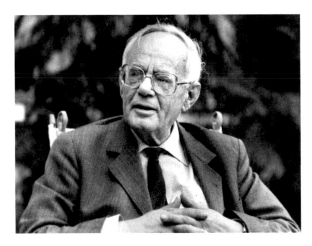

Abb. 3.1   Karl Rahner. (Quelle: Archiv der Deutschen Provinz der Jesuiten, München)

Karl Rahner: Der Mensch vor dem Geheimnis Gottes

Die Transzendentaltheologie Karl Rahners (1904–1984, Abb. 3.1) etwa beschreibt den Menschen als Geschöpf, das „vor dem absoluten Geheimnis" Gottes steht.[12] Für Rahner steht selbst das Wort *Gott* „nur stellvertretend für das eigentliche Wort, […] das uns und die Wirklichkeit als ganze vor uns bringt, zumindest fragend."[13] Das Woraufhin der Transzendenz ist für Rahner das Unendliche, Unabgrenzbare und Unnennbare, das heilige Geheimnis.[14] Angesichts dessen liegt es auf der Hand, dass er die Theodizee nicht als Gegenstand eines theoretisch-analytischen Diskurses betrachtet, sondern im Kontext der Frage behandelt, wie sich der Mensch vor der Unbegreiflichkeit Gottes überhaupt verorten kann. Rahner ist überzeugt: Der einzige Modus, in dem wir uns Gott angemessen nähern können, ist, ihn zu „*lieben* und in *dieser* Liebe, die Gott bejaht, so wie er ist, bedingungslos und selbst-los [zu] existieren […]."[15] Daraus leitet Rahner ab, dass es nötig sei, auf die Beantwortung der Theodizee zu verzichten: „Die Unbegreiflichkeit des Leides ist ein Stück der Unbegreiflichkeit Gottes."[16] Der Mensch sei nicht berufen, über die logische Vereinbarkeit der Wesensattribute Gottes und die eigene Erfahrung von

---

[12] Vgl. RAHNER 1999) S. 1–445, hier S. 48–90.

[13] Ebd., S. 54.

[14] Vgl. ebd., S. 64–69.

[15] DERS., *Warum läßt uns Gott leiden?* (2009) S. 373–384, hier S. 382.

[16] Ebd., S. 383.

Leid zu urteilen. Stattdessen soll er „trotz der Fürchterlichkeit, der [...] Amoralität des Leidens [...] die reine Güte Gottes [...] bekennen [...], die aber eben nicht vor unserem Tribunal freigesprochen werden muß.“[17]

Das Theodizeeproblem, so die Überzeugung Rahners, lässt sich also nicht lösen. Und doch kehrt es an anderer Stelle umso radikaler wieder. Mit *Alexander Loichinger* (* 1958) ließe sich hier fragen: „Warum muss Gott selbst leiden? Warum führt der Weg der Erlösung der Welt nur über das Kreuz Christi? Und wenn Leid zur Schöpfung gehört: Warum ‚erspart‘ sich Gott sein Leiden an der Welt nicht dadurch, dass er die Schöpfung unterlässt? An dieser Stelle entzieht sich die Leidproblematik in die völlige Rätselhaftigkeit.“[18]

Zugleich ist klar, dass auch in der Bibel immer wieder darauf hingewiesen wird, dass der Mensch nicht berufen sei, über Gott zu urteilen. So heißt es im Römerbrief: „O Mensch, wer bist du denn, dass du mit Gott rechten willst? *Sagt etwa das Werk zu dem, der es geschaffen hat: Warum hast du mich so gemacht?*“ (Röm 9, 20)

Johann Baptist Metz: Theologie nach Auschwitz

Auch Johann Baptist Metz (1928–2019) geht es darum, die Dimension des Leides theologisch ernst zu nehmen. In Folge der Katastrophengeschichte des 20. Jahrhunderts könne man von Gott nicht weiterhin „ausschließlich in abstrakter, leidferner Begrifflichkeit, sozusagen oberhalb und außerhalb der konkreten menschlichen Leidensgeschichte“ sprechen.[19] Die Shoah habe einen „Kontingenzschock“[20] ausgelöst, es brauche eine *Theologie nach Auschwitz*. Schon Elie Wiesel hatte ernüchtert gesagt: „Gestern hieß es: Auschwitz, nie gehört; heute heißt es: Auschwitz, ach ja, ich weiß schon.“[21] Anders formuliert: Wo der biblische Hiob im Leiden zur Erkenntnis der Treue Gottes zurückgekehrt war, die Geschichte also *gut* ausgegangen ist, muss man heute mit der Erfahrung der Häftlinge von Auschwitz umgehen, dass in der

---

[17] Ebd.

[18] LOICHINGER (2015) S. 10–14, hier S. 13. Mit Alexander Loichinger, Fundamentaltheologe an der Johannes Gutenberg-Universität Mainz, sowie Armin Kreiner (s. u.), in der Zeit von 1994 bis 2003 Inhaber des gleichen Lehrstuhls, sind die Namen gleich zweier Theologen, die einen Forschungsschwerpunkt im analytischen Diskurs der Theodizee haben, mit der Universität Mainz verbunden. Der Diskussionsbeitrag der vorliegenden Arbeit ist nicht zuletzt vor dem Hintergrund der Forschungen dieser beiden akademischen Lehrer zu verstehen.

[19] METZ (2017) S. 45 f.

[20] Ebd., S. 45.

[21] Zitiert nach McAFEE BROWN (1990) S. 14.

Grausamkeit der Konzentrationslager auch der Glaube an Gott gestorben ist.[22] Metz ist überzeugt, dass man sich „die apokalyptische Unruhe der Rückfrage an Gott angesichts der himmelschreienden Leidensgeschichte der Menschen" nicht ersparen kann.[23] Statt Jesu Tod am Kreuz nur auf die Rettung des Menschen hin zu deuten, gelte es, im Kreuz wieder stärker ein Abbild des Leides der Menschen zu sehen. Metz verzichtet nicht auf die Rede von Gott. Im Gegenteil versteht er die Gotteskrise unserer Zeit als Menschheitskrise, „als Krise aller bisherigen Moral, als Kulturkrise und auch als Krise der Sprache der Menschen".[24] Vor diesem Hintergrund dürfe sich die Kirche nicht weiter selbst privatisieren, sondern müsse ihr Tun durchgängig am Maßstab der *Compassion* ausrichten, sich also ehrlich einlassen auf die Leiden, Sehnsüchte und Hoffnungen der Menschen. An einer theoretischen Theodizee ist Metz nicht interessiert, umso mehr aber an einem praktischen Reformprogramm der Kirche *ex memoria passionis*:

> „Achten wir deshalb auf [...] Spuren einer unverzagten Bereitschaft, dem Leid anderer nicht auszuweichen, auf Bündnisse und Basisprojekte der Compassion, die sich dem gegenwärtigen Strom kultivierter Gleichgültigkeit und gepflegter Apathie entziehen und die sich weigern, Glück und Liebe ausschließlich als narzisstische Selbstinszenierungen zu leben und zu feiern."[25]

Der religiöse Mensch ist für Metz also einer, der echte Konsequenzen aus der Leidhaftigkeit des Seins zieht. Dabei geht es nicht um ein wenig mehr an Nächstenliebe oder Solidarität, sondern um die radikale Neuausrichtung am Anderen. Kein Mensch lebt sich allein. Erst als Mitmensch wird der Einzelne wahrhaft Mensch.

Jürgen Moltmann: Leid als offene Wunde des Lebens

Ebenso wie für Johann Baptist Metz ist auch für die Theologie Jürgen Moltmanns (* 1926) die Unsäglichkeit menschlicher Leiderfahrung prägend. Seiner Auffassung nach verbietet es sich, dass die Theologie nach einer Antwort auf die Frage nach dem Warum sucht. Am Ende käme, egal, welche Lösungsstrategie sie anwenden würde, jede Erklärung wie ein Einverständnis mit der Existenz von Leid daher. Moltmann ist überzeugt:

---

[22] Vgl. WIESEL (1986) S. 94.
[23] METZ, S. 65.
[24] Ebd., S. 77.
[25] Ebd.

„In dieser Welt kann keiner die Theodizeefrage beantworten und niemand sie abschaffen. Leben in dieser Welt heißt mit dieser offenen Frage zu existieren [...]."[26]

Leid und Übel bleiben demnach „die *offene Wunde des Lebens* in dieser Welt." Das aber ist nicht alles. Schon Epikur hat die Frage der Theodizee gestellt und sie als logisches Widerspruchsproblem formuliert. Die griechische Philosophie hat Gottes Vollkommenheit seit Platon und Aristoteles mit dem Begriff der ἀπάθεια (*Apatheia*: Unempfindlichkeit, Gelassenheit) beschrieben. Demnach ist das Göttliche bedürfnislos, unveränderlich, *actus purus*, ohne Affekte wie Zorn oder Hass, aber auch ohne Liebe oder Erbarmen.[27] Genau dieses Gottesbild hat das Judentum hinter sich gelassen. Gott ist schon mit der Schöpfung aus sich herausgegangen, er hat einen Bund mit dem Volk Israel geschlossen, ist zum Gott der Geschichte geworden, den Menschen nah.[28] Vor diesem Hintergrund gestaltet sich das Gottesbild des Christentums als vollendetes Gegenbild der griechischen Apatheia. Die Kenosis Jesu Christi, also die christliche Lehre der Selbsterniedrigung Gottes in der Menschwerdung, und vor allem die Kreuzestheologie ist Moltmann zufolge als fundamentale Kritik am Modell der Apatheia, aber auch dem philosophischen Monotheismus zu verstehen. In Jesus von Nazareth wird Gott Mensch. Gott lässt sich auf die Endlichkeit des Menschen ein und im Tod Jesu am Kreuz auch auf dessen Gottverlassenheit:

„Es gibt keine Einsamkeit und keine Verworfenheit, die er in Jesu Kreuz nicht auf sich und angenommen hätte. Es bedarf keiner Rechtfertigungsversuche [...], um sich ihm zu nahen. Der Gottverlassene und Verworfene kann sich selbst annehmen, wo er den gekreuzigten Gott erkennt, der bei ihm ist und ihn schon angenommen hat. Hat Gott den Tod am Kreuz auf sich genommen, so hat er das ganze Leben und das wirkliche Leben, wie es unter Tod, Gesetz und Schuld steht, angenommen."[29]

Moltmanns Antwort auf die Frage der Theodizee besteht also im Verzicht auf eine Lösung des logischen Widerspruchsproblems. Stattdessen richtet er den Blick auf den gekreuzigten Herrn, der das Leid des Menschen teilt und mitträgt.

---

[26] MOLTMANN, (³1994) S. 65.
[27] DERS., *Der gekreuzigte Gott* (2010) S. 125–134, hier S. 129.
[28] Ebd., S. 130 f.
[29] Ebd., S. 133.

Eine nochmals andere Nuance bekommt das Modell des gläubigen Verzichts auf die Beantwortung der Theodizee in der Theologie der Befreiung. Hier lautet die Formel „Leidbekämpfung statt Leiderklärung". Es gilt die *Option für die Armen*: „Leid hat keinen gottgewollten Sinn, Leid gehört bekämpft und nach Kräften überwunden."[30] Dabei geht es am Ende gar nicht notwendigerweise um ein *credo quia absurdum*. Stattdessen setzen derartige Modelle stark auf die eschatologische – auf die letzten Dinge bezogene – Hoffnung, dass das Problem der Existenz von Leid und Übel und damit verbunden der Theodizee in Gottes Ewigkeit aufgehoben sein wird.

Modifikation der Prämissen

Mit dieser Hoffnung allein wollen sich Viele jedoch nicht zufriedengeben. Wie soll man damit umgehen, dass die drei Prämissen 1. *Gott ist allmächtig*, 2. *Gott ist gütig* und 3. *In der Welt gibt es Leid und Unheil* nicht zugleich gültig sein können? Wenn man die Theodizee als rein logisches Problem betrachtet, könnte man auf die Lösungsstrategie setzen, eine der drei genannten Prämissen so zu modifizieren oder ganz auf sie zu verzichten, so dass der Widerspruch aufgehoben wird. Dabei ist von vornherein klar, dass dieser Weg im Blick auf Prämisse (3) nicht zielführend ist. Die Behauptung, dass in der Welt Leid und Unheil existieren, ist offensichtlich zutreffend und muss daher aufrechterhalten werden. Es kann hier also nur darum gehen, die Wesensattribute Gottes anders zu beschreiben, als es im Theismus üblicherweise der Fall ist.

Die Güte Gottes

Beginnen wir mit Prämisse (2), der Überzeugung, dass Gott gütig ist. Hier könnte man argumentieren, dass die Menschen Gott zwar gütig nennen, aber nicht wirklich wissen, was damit gemeint ist. Wir wissen lediglich, was es bedeutet, wenn ein Mensch gütig ist, aber eine echte Vorstellung vom Begriff vollkommener Güte, wie man sie Gott zuschreibt, haben wir nicht. Möglicherweise, so die These, ist es mit der göttlichen Güte vereinbar, dass in der Welt Leid existiert.

Alternativ dazu könnte man auf die Lehre der *praedestinatio gemina* verweisen, die Idee der doppelten Vorherbestimmung. Dieser Glaubensauffassung nach bewirkt Gottes Vorsehung absolut und unwiderruflich, dass

---

[30] Vgl. Loichinger, S. 12.

ein kleinerer Teil der Menschheit das ewige Heil erlangt, während der größere Teil der Verdammnis anheimfällt. Gott wäre demnach ein allmächtiger Richter, der den einzelnen Menschen in unabänderlicher Entscheidung erwählt oder verwirft. Dieser Richtergott wäre in der Tat nicht vollkommen gütig. Allerdings ist ebenso klar: Der Prädestinatianismus wurde in der Theologiegeschichte zwar immer wieder vertreten, etwa im fünften Jahrhundert in radikaler Fortführung der Lehre des späten *Augustinus* (354–430), aber kirchlicherseits sind diese Thesen nie akzeptiert worden. Zu deutlich ist der Widerspruch zwischen dem Prädestinatianismus und dem neutestamentlichen Gottesbild des gütigen Vaters und Hirten. Wenn es im ersten Johannesbrief heißt: „Gott ist Liebe" (1 Joh 4, 8), ist dies weder mit der *praedestinatio gemina* noch mit der These vereinbar, dass wir gar nicht so genau wissen, was wir meinen, wenn wir von der Güte Gottes sprechen, und diese möglicherweise widerspruchsfrei vereinbar ist mit der Erfahrung von unaussprechlichem Leid und Unheil. Der Ansatz, Prämisse (2) zu verändern, um das Problem der Theodizee zu lösen, ist daher alles in allem wenig erfolgversprechend.

Die Allmacht Gottes

Wie sieht es mit Prämisse 1 aus, der Überzeugung, dass Gott allmächtig ist? Bekanntermaßen gibt es in der außerchristlichen Religionsgeschichte zahlreiche Gottesvorstellungen, die nicht von der Allmacht Gottes ausgehen, sondern einen Dualismus von Gut und Böse kennen. Die Existenz von Leid lässt sich in solchen religiösen Kontexten gut deuten: Sie geht auf das Konto der bösen göttlichen Macht, die mit dem guten Gott im Widerstreit liegt. Nun ist es keine Frage, dass das Christentum einen solchen Dualismus nicht kennt, wohl aber Positionen, die eine Tendenz in diese Richtung haben. So unterschied im zweiten nachchristlichen Jahrhundert *Markion* (ca. 85–160) nicht nur scharf zwischen jüdischem Gesetzesglauben und dem Evangelium, sondern auch zwischen dem strengen Schöpfergott des Alten Testaments und dem guten, durch Christus geoffenbarten Gott des Evangeliums. Markion zufolge ist der Schöpfergott für die Übel und Unvollkommenheiten der Welt verantwortlich, er ist weder gut noch allmächtig oder allwissend. Im Gegenteil: Sein Zorn spiegelt sich in der Schöpfung wider, er ist der *conditor malorum*, der Urheber allen Übels. Ganz anders der Erlöser-Gott des Evangeliums, der voll Barmherzigkeit, Güte und Liebe ist.[31]

---

[31] Vgl. Kreiner (²1998) S. 84 f.

Einen noch strengeren Dualismus kannte der Manichäismus, eine gnosti-
sche Religion des 3. Jahrhunderts, deren Stifter *Mani* (ca. 216–276) sich als
„Apostel Jesu Christi" verstand. Der Manichäismus baut auf einer Lehre der
zwei Prinzipien und der drei Zeiten auf. Die Prinzipien sind Gut und Böse,
Licht und Finsternis, Geist und Materie. Im ursprünglichen Schöpfungs-
zustand waren die Prinzipien klar voneinander getrennt, danach ist es zu
einem Zustand der Vermischung der beiden Welten gekommen, der bis heute
andauert, und es bedarf des rettenden Tuns des Licht-Jesus, um das Prinzip
der Helligkeit wiederherzustellen und neu in Glanz zu versetzen.

Das Christentum kennt einen solchen Dualismus nicht. Auch beim Teufels-
glauben geht es nicht um einen gleichwertigen Kampf von Gut und Böse.
Stattdessen ist in Christus ein für alle Mal die Gottesherrschaft aufgerichtet,
das Gesetz des Geistes und Lebens, das den Menschen vom Gesetz der Sünde
und des Todes frei gemacht hat.[32]

Interessanter für die Theodizee ist die Prozesstheologie, eine neuere Denk-
richtung der nordamerikanischen Theologie, die sich auf die Prozess philosophie von *Alfred North Whitehead* (1861–1947) stützt. Die Prozesstheologie
setzt weniger auf einen Antagonismus der Prinzipien von Gut und Böse als auf
die ontologische Dualität von Gott und Welt. Hieraus folgt unmittelbar die
Ablehnung des traditionellen Verständnisses der Schöpfung im Sinn einer *crea-
tio ex nihilo*. Whitehead favorisiert stattdessen das Modell einer „zeitlich-ewigen
Koextension" von Gott und Welt.[33] Gott ist demnach nicht allmächtig, sondern
er trägt lediglich zur Gestaltung des anfanglos vorhandenen Materials bei. Für
die Prozesstheologen ist die Beschränkung der göttlichen Macht Teil eines strin-
gent durchgezogenen metaphysischen Konzepts. Gott kann auf den innerwelt-
lichen Ereignisverlauf nicht mit Zwang, sondern nur durch den Einfluss seines
eigenen gütigen Wesens einwirken: „Die Macht Gottes ist die durch ihn in-
spirierte Anbetung."[34] Hintergrund dieses Ansatzes ist die Überlegung, dass
selbst Gott über den Menschen nicht völlig bestimmen könne, weil sich individuelles Erleben von außen her grundsätzlich nicht erzwingen lasse. Gottes
Macht wäre demnach eher inspirierender, persuasiver Natur; Gott würde nicht
in den Verlauf der Welt eingreifen, Dinge einfach *tun*, sondern er würde das
Ziel verfolgen, mittels der eigenen Liebe den Menschen zu überzeugen, seine
Einstellung zu ändern und Schritte zum Guten hin zu unternehmen. Die Vertreter der Prozesstheologie sind überzeugt, dass Gott auf diese Weise zum Er-
möglicher einer Entwicklung wird, die den chaotischen Zustand überwindet,

---

[32] Vgl. Röm 8, 2. Siehe hierzu auch MÜLLER (⁴2001) S. 124.
[33] Vgl. KREINER, S. 101.
[34] WHITEHEAD (1988) S. 223.

welcher der Materie als solcher zu eigen ist. Gott bringt das Gute in die Schöpfung hinein, er leidet mit den Menschen, steht ihnen zur Seite und regt sie dazu an, Schritte zu unternehmen, um den Schmerz zu lindern, Krankheiten zu heilen, die Erkenntnisse der Wissenschaften zum Guten hin zu nutzen. Wir sehen: Die Prozesstheologie gibt tatsächlich Antwort auf die Aporien, die scheinbar unlösbaren logischen Fragen der Theodizee. Allerdings geschieht dies um den Preis des Verzichts auf einen Kernbestand des christlichen Glaubens, der Allmacht Gottes.[35]

Formulierung zusätzlicher Postulate

Kommen wir zur dritten Kategorie möglicher Antworten auf das Theodizeeproblem. Hier geht es um Ansätze, für die der grundsätzliche Verzicht auf eine Lösung keine Option ist und die zudem daran festhalten, dass Gott sowohl gütig als auch allmächtig ist. Ihr Lösungsansatz besteht darin, das Modell der drei Prämissen 1. *Gott ist allmächtig*, 2. *Gott ist gütig* und 3. *In der Welt gibt es Leid und Unheil* durch bestimmte Zusatzannahmen zu ergänzen. Dabei geht es insbesondere um zwei Aspekte, die im Folgenden anhand der Argumentation von *Richard Swinburne* vorgestellt werden.

Richard Swinburne: free-will-defense

Im Zentrum von Swinburnes (* 1934) These steht der Hinweis auf die Willensfreiheit des Menschen. Man spricht daher kurz und bündig von der *free-will-defense*. Worum geht es dabei? Weiter oben ist darauf hingewiesen worden, dass man zwischen dem Problem des moralischen Übels und dem des natürlichen Übels unterscheiden muss. Die *free-will-defense* konzentriert sich zunächst auf die Frage des moralischen Übels. Offensichtlich hat die Existenz von Leid in der Welt viel damit zu tun, dass Menschen die Freiheit haben, so oder anders zu handeln. Schon die Autoren des Alten Testaments waren davon überzeugt, dass Leid und Unheil in der Welt weitgehend durch das Fehlverhalten der Menschen begründet sind. Egal ob persönliches Leid oder Naturkatastrophe, man ging davon aus, dass es sich dabei um Gottes gerechte Strafe für die Untreue des Menschen handelt. Der „Tun-Ergehen-Zusammenhang" verortet die Frage des Unheils, das Menschen widerfährt, nicht auf der Seite Gottes – „Warum lässt der gütige Gott das zu?" –, sondern auf der des Menschen. Er ist es, der Schuld auf sich lädt, untreu ist, nicht auf

---

[35] Zur Prozesstheologie als Antwort auf das Problem der Theodizee vgl. ausführlich KREINER, S. 101–124.

Gottes Wegen geht. Die Willensfreiheit des Menschen spielt also schon in biblischer Zeit eine Rolle bei der Klärung der Frage, warum der Mensch Leid erfährt. Allerdings ist es wenig überzeugend, das Leid der Welt einfach als gerechte Strafe für das sündhafte Verhalten der Menschen zu interpretieren.

Die moderne Variante der *free-will-defense*, wie man sie bei Richard Swinburne findet, zielt daher in eine andere Richtung. Dabei ist zunächst festzuhalten: Eine sittlich relevante Willensfreiheit schließt notwendigerweise die Möglichkeit moralischen Übels mit ein. Der Mensch ist nur dann wirklich frei, wenn er die Wahl hat, Gutes oder Böses zu tun. Zudem muss an zwei weitere Aspekte erinnert werden, die den Rahmen für den Zusammenhang von göttlichem Willen und menschlichem Tun bilden:

1. Die Aussage, dass Gott allmächtig ist, schließt ausdrücklich nicht mit ein, dass Gott Sachverhalte herbeiführen könnte, die in sich widersprüchlich sind. Die altbekannte Frage, ob ein allmächtiger Gott in der Lage ist, einen Stein zu erschaffen, der so schwer ist, dass selbst er ihn nicht zu heben vermöchte, ist unsinnig und in sich widersprüchlich. Im Blick auf die Willensfreiheit bedeutet das: Es ist auch für Gott nicht möglich, eine Welt zu erschaffen, in der Geschöpfe existieren, die über Willensfreiheit verfügen und deren Leben zugleich völlig frei von Leid ist.

2. Eine Welt, in der Geschöpfe leben, die über sittlich relevante Willensfreiheit verfügen, muss naturgesetzlich geordnet sein. Die Freiheit des Menschen hat nur dann etwas mit Moral und Ethik zu tun, wenn das Individuum die Folgen seines Handelns abschätzen kann, wenn es eine Regelmäßigkeit gibt und Gott nicht vielerorts willkürlich eingreift, um die negativen Folgen freier Willensentscheidungen zu korrigieren. Die Notwendigkeit einer naturgesetzlichen Geordnetheit hat auch in anderer Hinsicht Konsequenzen. Denn nach allem, was die Naturwissenschaften nach derzeitigem Wissensstand über den Aufbau der Welt sagen können, ist die Vorstellung ausgesprochen unrealistisch, dass bestimmte Stellschrauben der natürlichen Ordnung anders justiert werden könnten, ohne dabei das ganze System ins Wanken zu bringen. Anders formuliert: Eine Welt, die in allem der unseren gleicht, in der aber bestimmte Krankheiten, die viel Leid mit sich bringen, wie etwa Krebs oder schwere psychische Erkrankungen, nicht existieren, oder in der sich bestimmte Naturkatastrophen wie etwa Erdbeben nicht ereignen, ist kaum vorstellbar.

Betrachten wir vor diesem Hintergrund nochmals die *free-will-defense* Richard Swinburnes. Seine Argumentation gründet auf der These, dass der eigentliche Zweck der Schöpfung nicht in der Erschaffung einer beliebigen Welt besteht, sondern dass wir davon ausgehen können, dass für einen allmächtigen und gütigen Gott die Erschaffung der Welt mit der Realisierung bestimmter Werte verbunden ist. Es geht ihm um ein Universum, das Leben enthalten soll und in dem Wesen existieren, die über sittlich relevante Willensfreiheit verfügen. Wenn man diese Voraussetzungen akzeptiert, ist klar, dass eine derartige Schöpfung viel Wunderbares und Staunenswertes zu bieten hat – aber sie beinhaltet notwendigerweise auch moralisches und natürliches Übel. Ein Widerspruch zur Güte und zur Allmacht Gottes besteht dabei nicht. Damit knüpft Swinburne in gewisser Weise an das Leibniz'sche Diktum von der besten aller Welten an. Die reale Welt wäre demnach tatsächlich die beste aller möglichen Welten – im Hinblick auf die Verwirklichung der genannten Ziele.

Wir sehen: Swinburnes Argument der Willensfreiheit berührt zwar vor allem die Frage des moralischen Übels, es liefert aber zugleich auch eine Begründung für die Existenz des natürlichen Übels. Die freien Willensentscheidungen des Menschen sind verantwortlich für moralisches Übel. Die Voraussetzung dafür, dass Menschen sittlich relevante Entscheidungen treffen können, bestehen aber nur in einer Welt, die naturgesetzlich geordnet ist, und die nach allem, was wir wissen, notwendigerweise auch natürliches Übel beinhaltet.

Das Problem der Theodizee war eingangs anhand dreier Prämissen erläutert worden, die offenkundig in Widerspruch zueinander stehen. Vor dem Hintergrund der Überlegungen von Richard Swinburne kann man hier von neuem ansetzen. Durch die Hinzufügung weiterer Annahmen deutet sich eine Lösung der Theodizee an.

Dabei bleibt Prämisse (1) gültig: „Gott ist allmächtig". Gott hat die Macht, Leid zu verhindern – allerdings nur im Rahmen des logisch Möglichen.

Auch Prämisse (2) behält ihre Gültigkeit: „Gott ist gütig". Wir dürfen weiter davon ausgehen, dass Gott als gütiger und liebender Schöpfer nicht die Erschaffung von Leid und Unheil im Sinn hat. Allerdings ist auch die Willensfreiheit des Menschen ein gewollter Teil der Schöpfung. Sie erst macht den Menschen im eigentlichen Sinn zum Abbild Gottes.

Nun der Blick auf Prämisse (3): „Es gibt Leid". Dies steht vor dem Hintergrund des jetzt Gesagten nicht mehr im Widerspruch zu den Prämissen (1) und (2), denn es handelt sich um jenes Leid – moralischer und natürlicher Art –, das unvermeidbar ist, wenn die Schöpfung auch Wesen umfasst, die über sittlich relevante Willensfreiheit verfügen.

Damit sind die Kernpunkte der *free-will-defense* nach Richard Swinburne benannt. Klar ist, dass zumindest Teile dieses Begründungsmusters deutlich älter sind. Schon der heilige Augustinus hat auf die Bedeutung des freien Willens und dessen Verhältnis zum moralischen Übel hingewiesen. So heißt es in der Schrift *De libero arbitrio*:

„Ein Geschöpf, das durch freien Willen sündigt, [ist] vortrefflicher als eines, das deswegen nicht sündigt, weil es keinen freien Willen hat."[36]

Wie lässt sich das einordnen? Meines Erachtens handelt es sich bei der *free-will-defense* um das stärkste Argument zur Lösung der Theodizee, wenn man diese als logisches Widerspruchsproblem betrachtet. Richard Swinburne zeigt, dass es unmöglich ist, alle Überzeugungen im Blick auf den Theismus und alles Wünschenswerte im Blick auf die Schöpfung miteinander zu vereinen: Ein allmächtiger und gütiger Gott, eine Welt ohne Leid, der Mensch, der über sittlich relevante Willensfreiheit verfügt, ein naturgesetzlich geordneter Kosmos – all dies zusammen ist zwar wünschenswert, aber letztlich nicht möglich.

John Hick: soul-making theodicy

Die *free-will-defense* liefert also wichtige Hinweise in der Frage der Theodizee. Ergänzt wird sie bei *John Hick* (1922–2012) durch das Argument der Persönlichkeitsbildung, die sogenannte *soul-making theodicy*. Nur in einer Welt, in der Willensentscheidungen echte Konsequenzen haben, prägen sich moralische und geistliche Tugenden aus. Nur hier kann es so etwas wie einen innerlichen Reifeprozess des Menschen geben. Indem Hick so argumentiert, legitimiert er nicht das Leid als solches, sondern macht deutlich, dass dem Menschsein gerade dann ein besonderer Wert zukommt, wenn das Leben vom Engagement gegen das Leid geprägt ist. Eine Welt ohne Leid wäre möglicherweise eine bessere, wünschenswerte Welt – aber sie hätte zur Folge, dass das Menschsein ein anderes wäre als wir es kennen und schätzen, und zwar unabhängig von Glaube und Religion.[37]

3.1.5   Trost und Beistand im Angesicht von Leid und Unheil

Wir können konstatieren: Die theologischen Zugänge zum Problem der Theodizee sind vielfältig. Es macht einen Unterschied, ob und wie man sich im Kontext des Glaubens mit der Frage nach Leid und Übel auseinandersetzt. Wenn man die Theodizee als logisches Widerspruchsproblem betrachtet, bietet vor allem die *free-will-defense* einen vielversprechenden Ansatz für eine

---

[36] AUGUSTINUS (2006) III, 15: „Ita est excellentior creatura quae libera voluntate peccat quam quae propterea non peccat quia non habet liberam voluntatem."
[37] Vgl. hierzu ausführlich HICK (2010a) S. 87–103.

geeignete Antwort. Und doch bleibt hier eine Leerstelle offen. Die sachlich-analytische Diskussion der Theodizee ist notwendig, klärt aber noch lange nicht das Problem als solches. Aus gutem Grund unterscheidet schon die mittelalterliche scholastische Theologie zwischen den Glaubensinhalten und -sätzen einerseits, der *fides* **quae** *creditur*, und dem unmittelbaren Glaubensakt der vertrauensvollen Zuwendung des Menschen zu Gott andererseits, der *fides* **qua** *creditur*. Auf der Ebene der *fides quae creditur* kann man mit den Argumenten Richard Swinburnes entscheidende Schritte nach vorne machen. Im Hinblick auf den eigentlichen Akt des Glaubens und nicht zuletzt auf die Begegnung dessen, der Trost spenden möchte, mit dem, der Leid erfährt, hilft die Debatte, die wir bisher geführt haben, aber nur begrenzt weiter. Anders formuliert: Die Theologie muss sich am Diskurs der logisch-analytischen Auseinandersetzung um die Theodizee beteiligen, aber zugleich ist es ihre Aufgabe, die existenzielle Situation des Individuums, dem Leid widerfährt, in den Blick zu nehmen. Dies aber kann nur gelingen, wenn von Gott selbst die Rede ist.

Wie also kann man Trost spenden, wenn ein anderer die Erfahrung von Leid macht, schwer erkrankt oder den Verlust eines geliebten Menschen betrauert?[38] Es liegt auf der Hand, dass an dieser Stelle nicht der intellektuelle Diskurs, sondern menschliche Zuwendung und die vertrauensvolle Begegnung mit Gott gefragt sind. Ebenso wichtig ist: Ob sich eine Begegnung oder ein Zuspruch wirklich als trostreich erweist oder nicht, lässt sich nicht planen. Wer anderen ein Mut machendes Wort sagt, muss achtsam sein, die Freiheit seines Gegenübers respektieren und auf alle Floskeln verzichten.[39] Nicht umsonst heißt es im Buch Hiob, dass Hiob und seine drei Freunde eine ganze Woche beieinander saßen und schwiegen, bevor sie ihr Gespräch über das Leid und den Willen Gottes aufnahmen. Der Schriftsteller Elie Wiesel hatte nach der Befreiung aus dem Konzentrationslager zehn ganze Jahre geschwiegen, bis er das Erlebte in Worte fassen und über das erfahrene Leid sprechen konnte und wollte.[40] Von *Dietrich Bonhoeffer* (1906–1945, Abb. 3.2), Pfarrer der Bekennenden Kirche und kurz vor Kriegsende von den Nationalsozialisten hingerichtet, ist bekannt, dass er während der Zeit seiner Haft immer wieder von Mithäftlingen angesprochen wurde, denen er in der Not ein Seelsorger sein und Trost spenden wollte. Er selbst hielt sich jedoch für einen „schlechten Tröster", weil er kaum in der Lage war, den Leidensgenossen einen positiven Zuspruch mitzugeben:

---

[38] Vgl. zu dieser Frage ausführlich MÜLLER (2020).

[39] Vgl. ebd., S. 9.

[40] Vgl. ebd., S. 17.

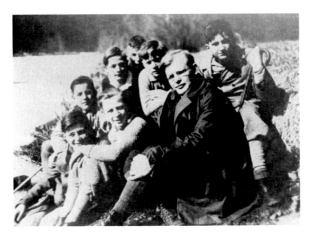

Abb. 3.2 Dietrich Bonhoeffer mit Schülern 1932. (Quelle: Bundesarchiv_Bild_183-R0211-316)

„Zuhören kann ich, aber sagen kann ich fast nie etwas. Aber vielleicht ist schon die Art, in der man nach bestimmten Dingen fragt und nach anderen nicht, ein gewisser Hinweis auf das Wesentliche."[41]

In dem berühmten Gedicht *„Von guten Mächten treu und still umgeben"* (s. unten), das Bonhoeffer seiner Verlobten Maria von Wedemeyer am 19. Dezember 1944 als letztes erhaltenes Zeugnis aus der Haft heraus zusandte, wird deutlich, dass er sehr wohl einen wirklichen Trost erhofft hatte und diesen auch fand, und zwar in der vertrauensvollen Begegnung mit Gott. Während er die erste Strophe in der Ich-Form und die Schlussstrophe in der Wir-Form dichtet, formuliert er die mittleren fünf Strophen in der Du-Form. Damit wird klar, dass der Adressat dieses Textes Gott ist. Es handelt sich um ein „geschriebenes Bittgebet".[42]

Am Beispiel Bonhoeffers lässt sich gut nachvollziehen, dass nach jüdisch-christlichem Verständnis die Erfahrung des Trostes bedeutet, sich in der Not getragen zu wissen. Getröstet zu werden hat zuallererst mit Vertrauen zu tun, und zwar mit Vertrauen sowohl den Mitmenschen als auch Gott gegenüber. Gottvertrauen und Trost sind zutiefst miteinander verbunden. Als Prototyp des Glaubenden und Vertrauenden in diesem Sinn kann die biblische Gestalt des Abraham gelten. Er hat an Gott geglaubt und ist auf sein Wort hin aus der Heimat in ein fernes Land und eine unbekannte Zukunft aufgebrochen (Gen 12, 1–4a).[43] Vor diesem Hintergrund wird deutlich, wie sehr der Gott der Bibel ein Gott des Trostes ist. Im brennenden Dornbusch offenbart er sich als der „Ich-

---

[41] BONHOEFFER (2015) S. 310. Vgl. hierzu auch MÜLLER, S. 68–71.
[42] Ebd., S. 71.
[43] Vgl. ebd., S. 54 f.

bin-da" (Ex 3, 14). Er sagt von den Menschen: „Ich *kenne* ihr Leid." (Ex 3, 7)
Und im Neuen Testament wird berichtet, wie Jesus dem zutiefst verängstigten
Petrus auf dem Wasser des Sees Gennesaret entgegenkommt und ihm die Furcht
nimmt. (Mt 14, 22–33) Der Katholizismus versinnbildlicht die tröstende Nähe
Gottes in den Zeichenhandlungen der Sakramente, etwa der Reichung der
Kommunion, der Spendung der Krankensalbung oder dem Sakrament der Ver-
söhnung. In den Sakramenten verbinden sich Worte des Glaubens und des
Vertrauens mit Gesten und Berührungen – etwa dem Salben der Hände mit Öl
oder dem Reichen des eucharistischen Brotes – zu einem rituellen Geschehen.

Wirklichen Trost kann man nur in Respekt vor der Freiheit des anderen
spenden. Er erschöpft sich nie im bloßen Reden, sondern braucht die verläss-
liche Zuwendung zum Mitmenschen und die gemeinsame Hinwendung zum
Gott des Heils. Damit sind wir wieder bei der Diskussion um die Frage der
Theodizee angelangt. Nach christlichem Verständnis wird nirgendwo so deutlich wie im Blick auf das Kreuz Jesu, dass Gott auch im Leiden an der Seite
der Menschen ist, dass er Heil und Heilung will. Dies schließt auch die Hoffnung auf Auferstehung und ein Leben in Gottes ewiger Herrlichkeit mit ein.

Alles in allem lässt sich festhalten: Die Erkenntnis, dass sich das christliche
Gottesbild grundlegend vom griechischen Ideal der Apatheia unterscheidet,
ist in der unmittelbaren Situation der Not bedeutsamer als jede theoretische
Antwort. Christen glauben an einen Gott, der sich in die Geschichte hinein-
begibt, der einen Bund mit den Menschen geschlossen und selber Leid und
Verlassenheit erfahren hat. Mit Karl Rahner ist zu sagen:

> „Der Christ ist in seinem Glauben überzeugt, daß die Antwort, die er auf sein
> Leidproblem geben muß, nur möglich ist als durch die Gnade gegebener Mit-
> vollzug der Antwort, die Jesus am Kreuz auf die Todesnot gegeben hat […]:
> ,Vater, in deine Hände empfehle ich meinen Geist.'"[44]

Es gehört zum Kernbestand des christlichen Glaubens, dass Gott dem Leiden
nicht teilnahmslos zusieht oder es einfachhin um höherer Ziele willen geschehen lässt. Er ist der mit-leidende Gott. Und zugleich ist er der, der am
Kreuz Sünde und Tod überwindet und einen Weg zu Heil und Leben eröffnet. Indem das Christentum das Kreuz zu einem Zeichen des Heils wendet, wird in und trotz der größten Not die Hoffnung auf Rettung sichtbar.
Der Glaube kann das Leid, gerade das Leid des Gerechten, nicht erklären,
aber er vermag es, eine Hoffnung auf Trost, auf Heil und Gerechtigkeit zu
begründen.[45] Ganz in diesem Sinn formuliert das Zweite Vatikanische Konzil
in der Pastoralkonstitution *Gaudium et spes*:

---

[44] RAHNER (2009) Anhang S. 853.
[45] Vgl. hierzu BÖTTIGHEIMER (2009) S. 315–318.

„Durch Christus und in Christus also wird das Rätsel von Schmerz und Tod hell, das außerhalb seines Evangeliums uns überwältigt."[46]

Von guten Mächten wunderbar geborgen – Gedicht von Dietrich Bonhoeffer (1906–1945)

Von guten Mächten treu und still umgeben,
behütet und getröstet wunderbar,
so will ich diese Tage mit euch leben
und mit euch gehen in ein neues Jahr.
Noch will das alte unsre Herzen quälen,
noch drückt uns böser Tage schwere Last.
Ach Herr, gib unsern aufgeschreckten Seelen
das Heil, für das du uns geschaffen hast.
Und reichst du uns den schweren Kelch, den bittern
des Leids, gefüllt bis an den höchsten Rand,
so nehmen wir ihn dankbar ohne Zittern
aus deiner guten und geliebten Hand.
Doch willst du uns noch einmal Freude schenken
an dieser Welt und ihrer Sonne Glanz,
dann wolln wir des Vergangenen gedenken,
und dann gehört dir unser Leben ganz.
Lass warm und hell die Kerzen heute flammen,
die du in unsre Dunkelheit gebracht,
führ, wenn es sein kann, wieder uns zusammen.
Wir wissen es, dein Licht scheint in der Nacht.
Wenn sich die Stille nun tief um uns breitet,
so lass uns hören jenen vollen Klang
der Welt, die unsichtbar sich um uns weitet,
all deiner Kinder hohen Lobgesang.
Von guten Mächten wunderbar geborgen,
erwarten wir getrost, was kommen mag.
Gott ist bei uns am Abend und am Morgen
und ganz gewiss an jedem neuen Tag.

    Dietrich Bonhoeffer (1906–1945) war evangelischer Theologe, Vertreter der Bekennenden Kirche und am deutschen Widerstand gegen den Nationalsozialismus beteiligt. In der Folge des Attentats auf Adolf Hitler am 20. Juli 1944 wurde er festgenommen und auf Anordnung Hitlers am 9. April 1945 im Konzentrationslager Flossenbürg durch Erhängen ermordet. Das Urteil wurde 1952 vom Bundesgerichtshof als rechtmäßig anerkannt und erst 1998 mit dem Gesetz zur Aufhebung nationalsozialistischer Unrechtsurteile in der Strafrechtspflege für nichtig erklärt.

---

[46] Pastoralkonstitution (^{25}1994) S. 470.

3.2 Zugang der jüdischen Theologie: Menschliches Leid und die Gerechtigkeit Gottes (Theodizee)

Peter Waldmann

3.2.1 Einleitung

Karl Jaspers (1883–1969) hat nach dem 2. Weltkrieg die zeitliche Spanne zwischen den Jahren 200 und 800 vor unserer Zeitrechnung als Achsenzeit definiert, als einen fundamentalen und umwälzenden historischen Wendepunkt, von dem aus das Denken eine völlig andere, neue Richtung eingeschlagen hat. In dieser Zeitspanne entsteht ein Bewusstsein des Seins, das sich von der Welt des Mythos, der bis dahin die Hochkulturen wie beispielsweise Ägypten, Babylon oder die Induskultur maßgeblich bestimmte, radikal lossagt. Gemeint sind Zivilisationen, in denen sich Vorstellungen von einer grundlegenden Spannung der transzendenten und weltlichen Ordnung herausbildeten und institutionalisierten. Die wichtigsten unter ihnen waren das alte Israel mit dem späteren Christentum, das antike Griechenland, in gewissem Maße der Zoroastrismus im Iran, das China der frühen Kaiserzeit, Hinduismus und Buddhismus und, sehr viel später, über die eigentliche Achsenzeit hinaus der Islam.[47] Die dort entstehende Richtungsänderung des Denkens prägt, so Jaspers, bis heute unseren Blick, den wir kategorisierend auf die Welt und den Menschen richten.[48] Nach Jaspers[49] tritt während dieser Epoche eine neuartige Klarheit der Transzendenz ins Bewusstsein.

Diese neuartige Klarheit der Transzendenz, die wir Metaphysik nennen und die wie ein heftiger Paradigmenwechsel wirkt, zeigt sich im Judentum in seiner Hinwendung zum strikten Monotheismus, also in der religiösen Beziehung zu einem einzigen Schöpfergott, der eifersüchtig über seine Ausschließlichkeit wacht und von seinen Gläubigen nicht als Idol oder Götze abgebildet werden darf. Dieser transzendente Gott verlangt unbedingte Treue und Loyalität und schließt daraufhin einen unauflöslichen Bund mit dem

---

[47] Dazu: Eisenstadt 2015, S. 9

[48] Über diesen neuartigen Blick auf die Welt, siehe Schwartz: „Worauf ich mich hier (der Perspektivwechsel) beziehe, kommt dem etymologischen Sinn des Wortes nahe, eine bestimmte Weise, Abstand zu nehmen und in die Ferne zu blicken, eine Art von kritischem, reflexivem Hinterfragen des Gegebenen und eine neue Vision dessen, was jenseits liegt." B. Schwartz, zit. in: Assmann 2018, S. 258.

[49] Jaspers 1950, S. 20.

jüdischen Volk. Mit der Existenz eines Schöpfergotts, wie sie im Exodus, einer der „großen Erzählungen" des Abendlands überliefert wird, der zugleich zukünftiges Heil und Erlösung garantieren soll, stellt sich erstmals die Frage nach dem Wirken Gottes in der Geschichte und seiner Gerechtigkeit in Anbetracht des Leids auf der Welt, was später von Gottfried Wilhelm Leibnitz (1646–1716) als Theodizee bezeichnet wird. Die Propheten und später die Rabbiner versuchten zukünftig aus der Erzählung des Exodus Antworten auf die geschichtlichen Enttäuschungen abzuleiten. In der Ezra-Apokalypse, die nach der Zerstörung des zweiten Tempels in Jerusalem (70 nach unserer Zeitrechnung (n.u.z.)) und der Vertreibung der Juden entsteht, greift der Autor, der jüdische Prophet Salathiel, die endlose Abfolge von Niederlagen, Vertreibungen und Verfolgungen auf und möchte den Geschlagenen Hoffnung machen durch die Vertröstung auf eine jenseitige Welt. Damit kommt es zu einer fundamentalen Wandlung des Judentums, der Hinwendung zum utopischen Messianismus.

Salathiel beginnt, ergriffen vom Leid der Menschen, ein Streitgespräch mit Gott und zur Frage der Gerechtigkeit Gottes. Dabei wird deutlich, dass die traditionellen Erklärungsmuster für das Leid in der Welt versagen: ein Haarriss des Bösen bricht sich langsam im Bild des gütigen Gottes Bahn. Mit der fabrikmäßigen Ermordung der Juden in den Konzentrationslagern des Nationalsozialismus, vor der nun alle Erklärungsstrategien, die aus der Erzählung des Exodus abgeleitet wurden, kläglich scheitern, droht das traditionelle Gottesbild mit aller Wucht zerstört zu werden.

Im Folgenden soll die immer stärkere Infragestellung des jüdischen Gottesbilds von der Achsenzeit bis zu den Verbrechen von Auschwitz unter dem Aspekt der Rechtfertigung des Handeln Gottes in Anbetracht des menschlichen Leids skizziert und am Ende ein Versuch unternommen werden, eine jüdische Antwort auf die Frage „Gott – trotzdem ?" zu finden.

3.2.2 Weltbild der Antike

Als bedeutendes und wichtigstes Zeugnis der Vorachsenzeit führt Walzer[50] die „Odyssee" von Homer an; die epische Geschichte des attischen Helden lässt sich in aller gebotenen Kürze wie folgt beschreiben: Odysseus ist nach dem Feldzug nach Troja wieder auf dem Heimweg, der sich jedoch durch eine Irrfahrt, die dem Helden vielfältige Abenteuer abverlangt, immer weiter in die Länge zieht. Diese Abenteuer machen ihn zu einem frühen Repräsentanten der Zweckrationalität, der durch List und unbarmherzigen Verstand

---

[50] Walzer 1995, S. 21.

die mythischen Gewalten zu brechen vermag. Odysseus muss jedoch einen hohen Preis für die Beherrschung der Naturgewalten zahlen, den von nun an Jedermann zu erbringen hat, der in der Gesellschaft leben und agieren will. Odysseus' Begegnung mit den verlockenden Gesängen der Sirenen macht, so die prominente Interpretation Adornos,[51] deutlich, dass der Naturzwang, der die mythische Welt im Griff hatte, nur durch den Selbstzwang des Menschen überwunden werden kann. Odysseus muss sich selbst und seiner inneren Natur Gewalt antun, um gegen die Kräfte der äußeren Natur zu bestehen. Und doch bleibt die Odyssee Homers, trotz des neuartigen Charakters des Helden als Ideal-Ich des sich selbsterhaltenden homo oeconomicus, immer noch Teil der mythischen Welt vor der Achsenzeit. Denn am Ende kehrt der Held, zwar ein wenig ramponiert, in seine angestammte Heimat Ithaka zurück. Die Erzählung des Epos besitzt also eine Ringstruktur, die als symbolische Form das reversible, zyklische Zeitverständnis der Vorachsenzeit beispielhaft verkörpert.[52] Die Aeneis Vergils bietet zu diesem Schema der zyklischen Wiederholung bloß eine leichte Abweichung. Der Held Aeneas ist seines Zeichens nach der Zerstörung Trojas, ähnlich den Kindern Israels, Flüchtling, der für immer aus seiner angestammten Heimat verbannt ist. Da Troja zerstört wurde, gründet er, nach vielen Irrungen, Rom. Doch Rom, und hier zeigt sich schon die tiefe Differenz zum Exodus, ist ein bloß ein zweites, *diesmal* aber mächtigeres Troja. Auch bei Vergil setzt sich also am Ende das mythische Zeitverständnis der ewigen Wiederkehr durch. Die ewige Wiederkehr ist nun das Kennzeichen der sogenannten Naturzeit, die das Weltbild der „Vorachsenzeit" wesentlich bestimmt. Die Naturzeit ist geprägt vom ewigen Kreislauf von Geburt und Tod, vom Werden und Vergehen. Innerhalb eines solchen Kreislaufes gibt es natürlich uns erschütternde, menschliche Schicksale, von denen die Tragödien ästhetisch Zeugnis ablegen. Die besten Tragödien lösen, so Aristoteles[53] in seiner Poetik, heftige, emotionale Reaktionen des Mitleids über das Schicksal der Helden aus. Die Zuschauer trauern um Helden wie Andromache, die Schreckliches erdulden müssen. So bewegt uns die Klage Andromaches über ihr Schicksal bis heute:

„Mir schwand das Letzte, das den Menschen bleibt, die Hoffnung (…). Ich betrüge meinen Sinn mit keinem Trost, mit keinem süßen Traum."[54]

---

[51] Siehe dazu: Adorno 1998, S. 71–72.

[52] Lukács schreibt ähnlich wie Walzer über das zyklische Zeitverständnis des Mythos, das eine offene Zukunft ausschließt: „Alles ist neu für sie (die Menschen des Epos) und dennoch vertraut, abenteuerlich und dennoch Besitz. Die Welt ist weit und doch wie das eigene Haus". Lukács 1985, S. 81.

[53] Siehe: Aristoteles 1977, S. 345.

[54] Euripides 1977, S. 42.

Doch die Ordnung selbst, die ein solches Schicksal überhaupt ermöglicht, hier die Sklaverei, die in der Antike jedem nach kriegerischen Auseinandersetzungen drohte, wird von Euripides nicht in Frage gestellt. Denn nach der Gerechtigkeit der göttlichen Weltordnung zu fragen, wäre dem mythischen Menschen als eine Absurdität erschienen. Seine Antwort wäre wahrscheinlich gewesen, dass die Welt so ist, wie sie ist; alternativlos, wie man heute sagen würde. Die Forderung nach Gerechtigkeit in der göttlichen Ordnung wäre in diesem Denken so sinnvoll, als ob man Ebbe und Flut in ihrem ewigen Kreislauf umkehren wollte. Innerhalb einer solchen Perspektive eines zyklischen, naturhaften Zeitverständnisses kann es also, trotz größten menschlichen Leids, das Problem der Theodizee im eigentlichen Sinn nicht geben. Eine solche Anklage hätte weder formuliert noch vorgetragen werden können.

3.2.3   Der Exodus – Auszug aus Ägypten

Der Exodus als Erzählung einer Revolution

Die Erzählung des Exodus stellt gegenüber den mythischen Epen einen ungeheuren Paradigmenwechsel dar. Das noch zu bildende jüdische Volk verlässt Ägypten (Abb. 3.3), einen von nun an zum Symbol des Bösen und Verwerflichen gewordenen Ort der Unmenschlichkeit. Die Propheten und Rabbiner werden nicht müde, den Gläubigen immer wieder einzuschärfen, ihre ursprüngliche Knechtschaft in Ägypten niemals zu vergessen. Ägypten als

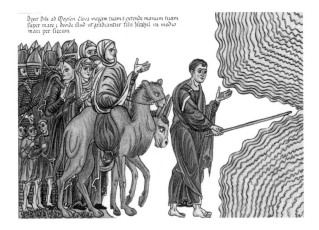

Abb. 3.3 Auszug aus Ägypten: Mose führt das Volk Israel durch das Meer – Darstellung aus dem Hortus Deliciarum der Herrad von Landsberg (um 1180). (Quelle: Wikimedia Commons)

Sklavenhaus wird im Judentum zu dem ethischen Imperativ der Mahnung an das eigene Verhalten gegenüber dem Mitmenschen. Das jüdische Volk muss nun, so der Bericht des Auszugs, ähnlich wie die Helden bei Homer und Vergil, eine vierzigjährige Irrfahrt, den Marsch durch die Wüste, überstehen. Doch am Ende steht eben nicht mehr die Heimkehr. Kanaan als gelobtes Land ist eben nicht mehr einfach ein zweites Ägypten wie Rom ein zweites Troja, sondern eine gesellschaftliche Alternative. Es wird also eine scharfe Differenz gezogen, die substantiell die Vergangenheit von der Zukunft trennt. Mit dieser Differenz entsteht nun ein völlig neues Zeitverständnis. Die reversible, zyklische Naturzeit wird durch eine Vorstellung eines linearen Zeitstrahls ersetzt. Dieses lineare Zeitverständnis macht erst das Bewusstsein von Geschichte und eines Fortschritts möglich. Damit wird der Exodus zum beherrschenden Vorbild aller revolutionären Bewegungen, die den Auszug ausgiebig zitieren werden (Abb. 3.4).

Girolamo Savonarola (Bußprediger und Kirchenreformator, 1452–1498) in Florenz, die protestantischen Bewegungen von Thomas Münzer (1489–1525) und Johannes Calvin (1509–1564) als auch die Repräsentanten einer Theologie der Befreiung, sie alle beziehen sich ausführlich auf den Auszug aus Ägypten.[55] Selbst die atheistischen revolutionären Bewegungen des 19. und 20. Jahrhunderts nehmen sich den Auszug aus Ägypten und den langen Marsch zum Vorbild, der als Metapher immer wieder in ihren Hym-

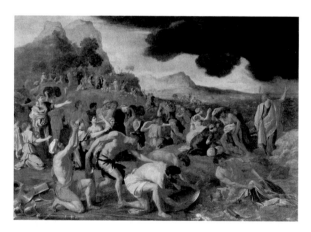

Abb. 3.4 Die Überquerung des Roten Meeres, Nicolas Poussin (1594–1665). (Quelle: Wikimedia Commons)

---

[55] Dazu auch Taubes: „Den revolutionären Sekten des Spätmittelalters steht das Alte Testament näher als das Neue Testament. Von den Taboriten bis zu den Puritanern läßt sich die Vorliebe für das Alte Testament nachweisen." Taubes 2007, S. 31.

nen auf den „unaufhaltsamen" Fortschritt der Menschheit auftauchen wird. Alle revolutionären Bewegungen tanzen nicht, sondern „marschieren" in ihren Liedern und Texten durch die Wüste gegenwärtiger Verhältnisse in eine vermeintlich bessere Zukunft. Die Spirituals der schwarzen Bürgerrechtsbewegung nehmen ebenso den Weg des jüdischen Volks zum Vorbild wie Marx, der den Bericht des Moses nutzt, um die revolutionären Enttäuschungen nach 1848 zu erklären:

> „Die Revolution, die hier nicht ihr Ende, sondern ihren organischen Anfang findet, ist keine kurzatmige Revolution. Das jetzige Geschlecht gleicht den Juden, die Moses durch die Wüste führt. Es hat nicht nur eine neue Welt zu erobern, es muß untergehen, um den Menschen Platz zu machen, die einer solchen Welt gewachsen sind."[56]

Das neue Gottesbild und die Folgen

Der Auszug hat unmittelbare Auswirkungen auf das Gottesbild, das später vom Christentum und dem Islam übernommen wurde. Mit den ausziehenden Israeliten wird Gott selbst „de-territorialisiert"[57]; aus ihm wird der Gott der Geschichte und der Zeit. Er ist nicht mehr, wie seine mythologischen Vorgänger, an einen spezifischen Ort gebunden. Da er keine räumliche Nachbarschafft zu anderen Göttern kennt, die seine Macht begrenzen könnten, ist er nun der einzigartige Schöpfer, der die Welt gleichsam aus dem Nichts zu schaffen vermag.

Die Geschichte der Menschen ist somit im Judentum als ein Zwischenraum zu verstehen, der zwischen die Schöpfung und die zukünftige, endgültige Erlösung eingespannt ist. Dieses von Gott an die Menschen gegebene Versprechen einer Heilsgeschichte kann jedoch auch immer wieder enttäuscht werden. Doch was geschieht, wenn die von Gott versprochenen Verbesserungen nicht eintreffen? Die Antwort findet sich im Exodus: das Volk beginnt murrend aufzubegehren und den Heilsweg Gottes selbst radikal in Frage zu stellen:

> „Und es murrte die ganze Gemeinde der Kinder Israel wider Mose und Aron in der Wüste und sprachen: Wollte Gott, wir wären in Ägypten gestorben durch des Herren Hand, da wir bei den Fleischtöpfen saßen und hätten die Fülle zu essen, denn ihr habt uns darum ausgeführt in diese Wüste, daß ihr diese ganze Gemeinde Hungers sterben lasset. (Exodus 16, 2–3)

---

[56] Marx: Die Klassenkämpfe in Frankreich 1848–1850. 1982, S. 179.
[57] Der Neologismus ist von Gilles Deleuze und Félix Guattari übernommen. Deleuze und Guattari 1977.

Diese Klage, dass Gott sein von ihm gegebenes Versprechen der Befreiung nicht einlöst, um stattdessen sein Volk in der Wüste hungern und darben zu lassen, ist der Ursprung aller zukünftigen Theodizeen. Denn erst die Vorstellung einer Heilsgeschichte kann zur Enttäuschung und Entrüstung über das gebrochene Versprechen[58] führen. Und erst diese Enttäuschungen über den historischen Verlauf provozieren Fragen nach dem Sinn menschlichen Leids.

Das Murren und Jammern münden nun im Exodus in die größtmögliche Sünde des jüdischen Volkes. Es wendet sich vom monotheistischen Gott ab und den alten archaischen Göttern und Götzen zu. Diese Abkehr von Gott als Sünde der Treulosigkeit wird in der jüdischen Auslegungstradition sozial-psychologisch gedeutet. Die Umstände in Ägypten haben, so die Rabbiner und Propheten, die Juden tief in ihrem Charakter korrumpiert. In ihren Augen sehen sich die Israeliten selbst als bloß verachtungswürdige Insekten, ein Symbol ihrer tief empfunden Minderwertigkeit:

„und wir waren vor unseren Augen wie Heuschrecken, und also waren wir auch vor ihren Augen". (Num. 13, 33)

Ihre in Ägypten immer wieder erlebte Ohnmacht hat sich tief in ihre Seelen eingegraben und ihnen die neurotische Furcht vor der Freiheit eingepflanzt. Sie treten, wie Erich Fromm[59] (deutsch-amerikanischer Psychoanalytiker und Philosoph, 1900–1980) schreiben würde, die Flucht ins Autoritäre und Konformistische an und würden eine vermeintliche Sicherheit Ägyptens gegen ihre neu errungene Freiheit eintauschen. Die Anbetung des goldenen Kalbs steht so für die freiwillige Rückkehr in die Unterwerfung unter die alten Autoritäten.

Die Strafe Gottes

Gott straft sein Volk unerbittlich für diese Sünde der mangelnden Loyalität und reagiert durch sein Werkzeug Moses in zweierlei Weise auf den reaktionären Ruf nach Rückkehr in den schützenden Schoß Ägyptens und der drohenden Konterrevolution: Zum einen antwortet Moses auf die Abtrünnigen mit ungeheurer, ja brutaler Härte, die man heute als stalinistische „Säuberung" bezeichnen würde. Er lässt die Rädelsführer des Götzendiensts

---

[58] Siehe dazu Karl Löwith: „Enttäuschungen gibt es nur, wo etwas erwartet wird. Daß wir aber überhaupt die Geschichte im Ganzen auf Sinn und Unsinn hin befragen, ist selbst schon geschichtlich bedingt: jüdisches und christliches Denken haben diese maßlose Frage ins Leben gerufen." Löwith 2004, S. 14.

[59] Siehe: Fromm 2006, S. 107 ff.

durch die Leviten, seine Glaubenskrieger, töten. Auf der anderen Seite wird Moses nun zum großen Lehrer, zum Mosche rabenu, wie die Rabbiner sagen, der sein Volk, das, wie ein rabbinischer Midrasch (Auslegung der Schrift) erzählt, sich weigerte für die Sache des Heiligen zu kämpfen, moralisch aufrichtet und seinen Rücken, der durch die Sklaverei in Ägypten gebrochen und gebeugt wurde, wieder gestärkt hat. Diese beiden Reaktionen auf die Schwäche des Volkes in der Wüste werden nun von den nachfolgenden Propheten und Rabbiner immer wieder als Erklärungsmatrix genutzt, um die nun folgenden historischen Enttäuschungen, die notwendigerweise zu verschärften Fragen nach der Theodizee führen, abzuwehren.

Erklärungsstrategien für das Handeln Gottes

Insgesamt kann man von drei Erklärungsstrategien sprechen, die aus der Interpretation des Exodus stammen, um das Handeln Gottes zu legitimieren und zu rechtfertigen:

a. Der menschliche Verstand wird als zu klein und endlich erachtet, um die unergründlichen Wege Gottes durch die Welt zu verstehen. Wir müssen und sollten glauben, in der bestmöglichen Welt zu leben. Allein die Frage der Menschen nach der Legitimität zeugt von einer Selbstüberschätzung und Anmaßung, die so zu einem untrüglichen Zeugnis der Häresie wird. So klagt schon John Owen[60] (Theologe, 1616–1683) in einer der bedeutendsten Predigten der Englischen Revolution, die vom Exodus handelt, dass das Volk aus seiner beschränkten Sicht sofortige Verbesserungen der gesellschaftlichen Verhältnisse von Gott erwartet. Die Menschen hätten kein Sensorium für die Dauer historischer Prozesse. Die Ungeduld wäre der Schwäche und Endlichkeit des menschlichen Verstandes geschuldet, der sich stets durch kurzfristige Leidenschaften eintrüben lässt.

b. Das Leid und Unglück sind gerechte Strafen Gottes, der für seine Strenge spätestens seit dem Exodus hinlänglich bekannt ist. Der Abfall von den Gesetzen der Halacha (Rechtsauslegungen nach der nach-biblischen, jüdischen Literatur) durch Assimilation oder die Verwahrlosung der Sitten im Allgemeinen rechtfertigen die harte „Knute" Gottes. Gegenwärtig wird diese Erklärung für die Grausamkeit des Sterbens auch weiterhin phrasenhaft verwendet; so wird behauptet, wir hätten uns an der göttlichen Schöpfung durch unseren nicht zu sättigenden Materialismus versündigt. Es geschähe uns nur Recht, wenn uns, um ein aktuelles Beispiel anzu-

---

[60] Zu John Owen siehe: Walzer 1995, S. 61.

führen, ein Virus wie Corona heimsuchen würde und uns unsere Grenzen aufzeige. Es gelte, Buße zu üben. Die Buße soll uns zur Umkehr bewegen. Wir müssten uns nur verstärkt den ökologischen Problemen widmen, dann käme alles in Ordnung.

c. Die dritte Rechtfertigung schließt hier unmittelbar an: das Leid und die Not müssten wir als produktive „Negativität" begreifen. Diese werde von Gott als pädagogisches Mittel eingesetzt, damit wir erfolgreich auf dem Entwicklungsgang fortschreiten könnten und unsere körperliche und geistige Trägheit überwänden. Diese Deutung des Leids findet sich ebenso in der Geschichtsphilosophie als auch in der irenäischen Theodizee (Irenäus von Lyon, Kirchenvater um 200 n.u.Z.) von John Hick (Religionsphilosoph, 1922–2012). Da der Mensch, so die These, ein umweltbezogenes Wesen sei, muss er seine herausgehobene Stellung der Freiheit mit schmerzhaften Lernprozessen bezahlen. Der vierzigjährige Gang durch die Wüste wird hier auf eine philosophisch-anthropologische Ebene gehoben und gleichsam veredelt.[61]

Der rebellierende Moses und erste Zweifel an der Gerechtigkeit Gottes

Die Strafen Gottes während des Exodus werden jedoch schon von einem Midrasch scharf für ihre unerbittliche Härte kritisiert:

> „Dies ist, was Moses sagt: „Herr des Alls! Du hast die ganze Welt nicht beachtet und Deine Kinder veranlaßt, gerade in Ägypten versklavt zu werden, wo alle (Götzen) anbeteten, von denen Deine Kinder lernten (verderbt zu handeln). Aus diesem Grunde haben sie ein Kalb gegossen! … behalte im Gedächtnis, von wo Du sie herausgebracht hast!"[62]

Die Rabbinische Legende vom rebellierenden Moses, der die Stirn besitzt, Gott für sein Vorhaben der Vernichtung seines Volks zu kritisieren, ist deshalb so interessant, da hier der Rechtfertigung der Strafe und damit des Leids die Grundlage entzogen wird. Was Moses Gott offensiv entgegenhält, ist, dass der Mensch und seine Charakterstruktur sich nur als ein Produkt der gesellschaftlichen Verhältnisse verstehen lässt. So entgegnet Moses Gott, er habe nicht die

---

[61] Siehe John Hick: „Auf der Basis dieser Idee einer ursprünglichen Schöpfung des Menschen nicht als eines endlich vollkommenen, sondern als eines unfertigen Wesens am Beginn eines langen Prozesses von Wachstum und Endwicklung lässt sich nun eine zeitgemäße Version einer Theodizee des irenäischen Typus entwickeln." Hick: Eine irenäische Theodizee 2010b, S. 92.

[62] Midrash Rabbah, zit. in: Walzer 1995, S. 67.

ganze Welt und damit nicht das Milieu und die Umstände bedacht. Stattdessen beurteilt er den Menschen in abstrakter Weise als isoliertes Individuum, das unbeschränkt einen freien Willen besäße. Wenn man jedoch einen
Menschen gerecht beurteilen will, muss man notwendigerweise seine Lebens-
geschichte, hier das Sklavenschicksal in Ägypten, ins Kalkül ziehen.[63] Da Gott
dies augenscheinlich nicht tut, ist seine für sein Volk vorgesehene Strafe
bestenfalls überzogen, aber im eigentlichen Sinne ungerecht. Dass Gott in
seinem Tun ungerecht sein könnte, wird die Menschen besonders in Situationen der Krise bewegen. In solchen Ausnahmezuständen, die für die Juden zur
Regel zu werden drohen, wird die Frage nach der Theodizee akut. Ein solches
Manifest des Ausnahmezustands ist nun die Ezra-Apokalypse und es ist nicht
verwunderlich, dass dort die Fragen nach der Rechtfertigung des Leids in
einer radikalen Weise gestellt werden und die Vorstellung eines vollkommen
guten Gottes erste Risse bekommt.

3.2.4   Das Gottesbild in der Ezra-Apokalypse

Der jüdische Messianismus

Die Ezra-Apokalypse ist ein sprachmächtiges Dokument, dass man gegenwärtig in das Jahr 100 n.u.Z. datiert. Der Autor Salathiel versucht das historische Trauma der zweiten Zerstörung des Tempels in Jerusalem (70 n.u.Z.)
und die Vertreibung der Juden theologisch zu verarbeiten. Die Wunden dieses
Traumas der Zerstörung und Vertreibung sollen in seiner Schrift durch eine
übersteigerte Utopie kompensatorisch geheilt werden. Das Judentum, so
könnte man sagen, erhält nun seine eigentliche eschatologische, auf die letzten Dinge ausgerichtete Gestalt. In den apokalyptischen Versionen, die die
Gedankenwelt der Juden beherrschen werden, geht es keinesfalls mehr um die
bloße Rückkehr ins Heilige Land. Stattdessen prägt und bestimmt der
Messianismus die utopischen Hoffnungen der Menschen. Das erbetene messianische Zeitalter verliert, wie Gershom Scholem (Religionshistoriker,
1897–1982) schreibt,[64] seinen ursprünglich restaurativen, rein auf das Land
bezogenen, Charakter. Es sollen in dieser messianischen Epoche nicht nur das
Elend, die Krankheiten und der Tod abgeschafft werden, sondern in jener zukünftigen Welt wird von den Gläubigen selbst noch das schwere Joch der

---

[63] Siehe dazu die Individualpsychologie Alfred Adlers: „So wäre es beispielsweise absurd zu fordern, wir
sollten in der Kriminalpsychologie dem Verbrechen mehr Aufmerksamkeit widmen als dem Verbrecher."
Adler 2005, S. 14.
[64] Scholem 1963, S. 17 ff.

Thora mit seinen vielen Gesetzen und Vorschriften von den gebeugten Schultern der Gläubigen genommen. Mit dieser Vorstellung eines zukünftigen messianischen Zeitalters ändert sich auch die Interpretation und die Einschätzung über das Wesen der Geschichte. Die Geschichte wurde im Exodus noch als ein mühsamer Weg der Reformen verstanden, den der Mensch mit der Hilfe Gottes, der durch die Wunder mit starkem Arm eingreift, selbst aktiv gestaltend gehen musste. In den apokalyptischen Schriften, die ganz auf die Person des Messias setzen und endgültige Gerechtigkeit vom Jüngsten Gericht am Ende aller Zeiten erwarten, ist die Geschichte eine unablässige Abfolge von Katastrophen, denen der Mensch ausgesetzt ist und die er in aller Passivität und strikter Glaubensstärke ertragen muss. Dieser Ausnahmezustand der Katastrophe ist nun in den Zeiten der Ezra-Apokalypse zur Regel geworden. In einer solchen historischen Situation, in der dem jüdischen Volk die elementaren Grundlagen der Existenz genommen werden sollen, klagt Salathiel Gott an, warum die Geburtswehen des Messias so schrecklich und furchtbar sein müssen? Warum müssen er und seine Glaubensgenossen so unerbittlich leiden?

Die Dekonstruktion der traditionellen Erklärungsmuster

Die Antwort auf diese Fragen, wie sie von den traditionellen Rabbinern bis heute gegeben wird, lautet gewöhnlich, dass die Erniedrigung durch andere Völker die harte Strafe für ein sittlich-moralisches Fehlverhalten ist. Nun räumt Salathiel zwar ein, dass die jüdische Geschichte, wie sie in der Thora geschildert wird, eine endlose Abfolge des ethischen Versagens der Kinder Israels ist. Doch er gibt zu bedenken, dass die Täter, die siegreichen Mörder seines Volkes, wohl scheinbar von ethischen Verpflichtungen und damit von der göttlichen Strafe ausgenommen sind. Er zieht daraus folgendes für Gott vernichtendes Fazit:

> „Hat denn Babylon besser gehandelt als Zion? Oder hat ein anderes Volk außer Israel dich erkannt? Oder welche Stämme haben deinen Bündnissen so geglaubt wie die Stämme Jakobs, deren Lohn sich nicht gezeigt hat und deren Mühe keinen Ertrag gebracht hat? Ich habe doch wahrlich alle Völker durchwandert und gesehen, dass sie im Überfluss lebten und dass sie nicht an deine Weisungen dachten. Wäge jetzt also auf der Waage unsere Sünden und die der Bewohner der Welt!"[65]

---

[65] Die Ezra-Apokalypse 2015, S. 19.

Die Legitimation des Leids als Ausdruck gerechter göttlicher Strafe verliert in dem Text der Ezra-Apokalypse endgültig ihre ethische Grundlage. Salathiel wirft Gott mit allem Recht vor, dass die größten Sünder von ihm durch Glück, Reichtum und Macht belohnt werden. Sie haben ihren Platz auf der Sonnenseite des Lebens stets sicher inne. Diejenigen, die von der harten Knute unerbittlich und gnadenlos getroffen werden, sind sicherlich nicht schuldlos. Doch was sind ihre Sünden gegenüber den großen Verbrechen der Unterdrücker? Der kleine Sünder erleidet Schreckliches, während der Frevler ungestört sein Leben genießt.

Dieses Urteil über die Ungerechtigkeit seiner maßlosen Strafen dringt nun zu Gott in seine himmlischen Sphären; er schickt, so die Vision des Salathiel, den Engel Uriel, um die heftigen Anklagen gegen ihn und seine Ordnung endlich zum Schweigen zu bringen. Uriel gibt nun im Verlauf der Begegnung Salathiel verschiedenste Rätsel über den Ursprung des Universums auf, die dieser als endlicher Mensch nicht zu lösen vermag. Triumphierend urteilt Uriel über Salathiel, dass der menschliche Verstand zu beschränkt sei, um Gottes Wege in ihrer unerklärlichen Weitsicht zu verstehen. Seine Anklagen seien vielmehr Zeichen seiner eitlen Überschätzung. Die Frage der Theodizee selbst wird von Uriel als Häresie diffamiert, da der Mensch sich anmaße, sich auf die gleiche Ebene wie Gott zu stellen. Auf Uriels Vorwurf mangelnder Bescheidenheit und Zurückhaltung antwortet Salathiel:

> „Herr, ich bitte dich, wozu ist mir dann überhaupt der Sinn zum Erkennen gegeben? Denn ich wollte dich nicht über die oberen Wege befragen, sondern über die, die täglich an uns vorüberziehen. Warum ist Israel dem Schimpf der Heiden übergeben worden? (…) Warum durchziehen wir das Land wie Heuschrecken, und warum ist unser Leben wie Rauch? Sind wir es nicht wert, Erbarmen zu finden?[66]

Die Antwort des Engels Uriel auf die Frage nach der Rechtfertigung des Übels enthüllt für Salathiel geradezu eine besonders subtile Grausamkeit Gottes. Gott gibt den Menschen einen begrenzten Verstand, der allein nur ausreichend ist, um über die Theodizee verzweifelnd nachzudenken. Der Verstand ist jedoch zu beschränkt, um eine plausible Antwort auf die Frage nach Gottes Gerechtigkeit zu finden. Der Mensch ist also in seinem Sein dazu verurteilt, an der Sinnlosigkeit seiner Existenz zu verzweifeln.

Uriel gelingt es also nicht mit dem Verweis auch die Beschränktheit des Menschen Salathiel und seine Klage zum Schweigen zu bringen. Da bisher

---

[66] Die Ezra-Apokalypse 2015, S. 21.

beide Erklärungsmodelle zur Rechtfertigung der Übel der Welt scheitern, bleibt Uriel nur noch eine Antwort auf die provozierende Frage, die Vorstellung einer produktiven Negativität zu erklären. Diese evolutionäre Erklärung schließt jedoch Grausamkeiten und historische Ungerechtigkeiten ein. Die Menschen drohen dabei zu einem unwichtigen Material entwertet zu werden, das notwendigerweise auf dem Altar des Fortschritts geopfert wird. Ähnlich argumentiert Uriel im Auftrage Gottes. Die Grausamkeit der Geschichte soll für Gott wie ein Selektionsprozess wirken, um die Besten der Besten zu finden:

> „Er antwortete mir und sagte: Beurteile bei dir selbst, was du dachtest: Wenn einer etwas hat, was schwierig zu bekommen ist, der freut sich mehr als der, der etwas hat, was es im Überfluss gibt. So ist es auch mit dem von mir verheißenen Gericht. Ich werde mich nämlich mehr über die wenigen freuen, die gerettet werden, weil sie es sind, die meinen Ruhm schon jetzt zur Herrschaft bringen und durch die mein Name schon jetzt genannt wird. Und ich werde über die Menge derer, die verlorengehen, nicht betrübt sein, denn sie sind wie Dunst und gleichen Flammen und Rauch. Sie haben gebrannt und geglüht und sind erloschen."[67]

Das Leid und die damit verbundenen Qualen haben, so Uriel, der Engel und das Sprachrohr Gottes, nur einen einzigen Zweck: Die Grausamkeiten, die Menschen angetan werden, sind ein großer Test, um die Glaubensfestigkeit und die Loyalität auf die Probe zu stellen. Nur die Stärksten verdienen sich einen Platz im Himmelreich. Alle anderen verglühen und vergehen wie der Rauch in der unendlichen Zeit. Salathiel zeigt sich, ähnlich wie der rebellierende Moses im rabbinischen Midrasch, entsetzt über die Unbarmherzigkeit und die Grausamkeit Gottes gegenüber den menschlichen Schwächen, die eben auch ihre Ursachen in den gesellschaftlichen Verhältnissen haben, in die die Individuen schicksalshaft geworfen werden. Salathiel ist verzweifelt. Es war schon schlimm, die Grausamkeiten, die über sein Volk gekommen sind, nicht zu verstehen. Doch jetzt, wo er die Intentionen Gottes versteht, ergreift ihn noch größere Verzweiflung:

> „Darauf antworte ich und sagte: Du Erde, was hast du da hervorgebracht, wenn der Verstand aus Staub gemacht ist wie die übrige Schöpfung. Es wäre nämlich besser gewesen, dass schon der Staub nicht entstanden wäre, damit der Verstand nicht aus ihm werden konnte."[68]

---

[67] Die Ezra-Apokalypse 2015, S. 38.
[68] Die Ezra-Apokalypse 2015, S. 38.

Der Versuch, Rechtfertigungen für das Übel durch die drei Deutungsmuster zu finden, führt schon in der Ezra-Apokalypse in die Gefahr, dass das Gottesbild zerrüttet wird. Wenn der Kitt der Deutungen brüchig wird, entfaltet sich die ganze Wucht der zerstörerischen und destruktiven Kraft, die der Frage nach der Theodizee innewohnt. Das Gottesbild der jüdischen Theologie, das stets die Eigenschaft absoluter Vollkommenheit besaß, eine Vollkommenheit, die im ontologischen Gottesbeweis die Existenz des Allerhöchsten in der Scholastik bewies, droht nun Schaden zu nehmen. Denn wenn man das Leid nicht zu legitimieren vermag, bleibt als Konsequenz nur das Bild eines bestenfalls gleichgültigen und kalten, schlimmstenfalls eines grausamen und sadistischen Demiurgen (Zwischengott, unabhängig von der höchsten Gottheit) übrig. So entwirft Heinrich Heine (1797–1856)[69] das Bild von Gott als ein unbeteiligter Zuschauer, der sich über die blutigen Tragödien der Weltgeschichte köstlich zu amüsieren vermag. Der neuzeitliche Ausweg, Gott von diesem Vorwurf der grausamen Willkür zu entlasten, wäre, ihn, so Odo Marquard (Philosoph, 1928–2015),[70] durch den Menschen zu ersetzen und damit zu töten.

3.2.5 Auschwitz und das Schweigen Gottes

Das Einmaligkeitsaxiom von Auschwitz

Auschwitz ist das Synonym dafür, dass das Gottesbild des Judentums durch die Frage nach der Theodizee – der Gottesgerechtigkeit – soweit in die Krise gekommen ist, dass viele Juden ihren Gott und damit ihre Religion verloren haben. Auschwitz, so könnte man ergänzend mit Hanna Arendt (jüdische, deutsch-amerikanische, politische Theoretikerin und Publizistin, 1906–1975) sagen, bezeichnet ein Ereignis, das aus der Sicht des Judentums und seiner Tradition seit dem Exodus niemals hätte stattfinden dürfen. Denn Ausschwitz ist, und hier weiß sich Hans Jonas (deutsch-amerikanischer Philosoph, 1903–1993) mit Arendt einig, in der jüdischen Geschichte mit all ihrer Tragik, ein singuläres, einzigartiges Ereignis. Die Frage, die man daran anschließend stellen muss, lautet, warum Ausschwitz als Synonym für die Shoah

---

[69] So Heine: „Und im Himmel oben, im ersten Range, sitzen unterdessen die lieben Englein, und lognieren uns Komödianten hier unten, und der liebe Gott sitzt ernsthaft in seiner großen Loge, und langweilt sich vielleicht, oder rechnet nach, daß dieses Theater sich nicht lange mehr halten kann, weil der eine zu viel Gage und der andre zu wenig bekommt, und alle viel zu schlecht spielen." Heine 1997, S. 283.

[70] Siehe O. Marquard: „eine optimismuskritische Theodizee (führt zur) Autonomiephilosophie: sie verwandelt Gottes totale Weltschöpfung in des Menschen totale Geschichtsschöpfung". Marquard 2007, S. 103.

so einzigartig in der jüdischen Geschichte dasteht. War nicht Salathiel, der verzweifelte Verfasser der Ezra-Apokalypse, nicht ein beredtes Beispiel dafür, dass schon immer Juden in ihrer Geschichte geschlagen, gequält und verbrannt worden sind? Was ist an Auschwitz, jenseits der Größenordnung des Mordens, so besonders, dass die gesamte jüdische Theologie daran zu zerbrechen droht und in weiten Teilen daran zerbrochen ist? Für eine Antwort auf diese Fragen kann man ein Zitat von Arendt heranziehen:

> „Die Strafe ist das Recht des Verbrechers, um das er gebracht wird, wenn (…) Richter den Mord bei den Invertierten und den Verrat bei den Juden mit einem fatalité de la race entschuldigen. Auch das christliche Mittelalter hatte von Zeit zu Zeit Juden als Verbrecher oder als Häretiker verfolgt; aber aus dem Judenhaß des Mittelalters, selbst in seinen verblendetsten Formen, hatte es immer den Ausweg der Taufe gegeben, und das heißt, daß der Jude niemals – auch der verbrannte oder totgeschlagene Jude nicht – aufhörte, ein Mensch zu sein. Erst als man mit angenehmen Gruseln entdeckte, wie interessant das Laster des Jüdischseins war, wurde Judesein zu einer natürlichen Fatalität wie Klumpfuß und Buckel.“[71]

Was Arendt hier in ihrer Interpretation der exotistischen Haltung in den französischen Salons gegenüber den Juden zu Zeiten Marcel Prousts (1871–1922) beschreibt, ist nichts anderes als der Beginn des rassistischen Antisemitismus. Das „Jude sein" wird innerhalb dieses rassistischen Denkens, an dessen Ende Auschwitz steht, als eine natürliche Fatalität verstanden, der man sich genauso wenig entziehen, wie man einen Buckel oder Klumpfuß loswerden kann. Mit diesem rassistischen Denken werden jedoch, wie Jonas zeigen wird, die Erklärungsmuster, die traditionell Gott rechtfertigen, völlig obsolet.

Das Versagen der Erklärungsstrategien für Auschwitz

Zu Beginn seiner Rede „Der Gottesbegriff nach Auschwitz" setzt sich Jonas als Philosoph mit dem Einspruch auseinander, den schon John Owen gegen das Jammern und Murren der Kinder Israels im Exodus ins Feld führte: Der menschliche Verstand wäre zu klein, um Gottes Wege in ihrer Größe zu verstehen. Vielmehr sind die Fragen zur Theodizee, die man an Gott zu stellen wagt, selbst schon eine häretische Anmaßung. Jonas antwortet auf diesen Einspruch als ein in der Tradition des deutschen Idealismus stehender Philosoph. Er kritisiert aus dieser Perspektive, dass oftmals Sinn durch eine

---

[71] Arendt 2001, S. 204.

etymologische Verwechslung mit dem Wahrnehmungssinn und damit mit empirisch nachweisbarem Wissen in unstatthafter Weise gleichgesetzt werde. Viele Erkenntnisse, ja ganze Wissenschaftszweige beruhen auf spekulativen Ideen, die sich nicht experimentell belegen lassen. Ein Beispiel hierfür wäre die spekulative Idee einer Gesellschaft, auf die sich immerhin die ganze Soziologie als akademische Disziplin gründet. Eine Gesellschaft lässt sich nicht empirisch nachweisen. Niemand, so könnte man sagen, hat „die Gesellschaft" je gesehen. Was wir wahrnehmen und statistisch erheben können, sind mehr oder weniger große Gruppen von Menschen. Und obwohl wir den Nachweis in der Realität schuldig bleiben, ist es äußerst sinnvoll von der Idee einer Gesellschaft auszugehen. Gott als nicht nachweißbare Idee und die damit verbundene Frage seiner Gerechtigkeit entzieht sich ebenso der naturwissenschaftlichen Wissbarkeit. Doch Spekulationen über solche Fragen sind äußerst sinnvoll, denn sie betreffen uns in unserer Existenz als Menschen unmittelbar. Sie gehören so für Immanuel Kant (1724–1804) wie auch für Jonas zu den vornehmsten und wichtigsten Themen innerhalb der Philosophie bis heute.

Nachdem zumindest philosophisch geklärt ist, dass die theologische Theodizee-Frage sehr wohl statthaft ist und nicht durch den Verweis auf die Unmöglichkeit der empirischen Bestätigung abgeschmettert werden kann, wendet sich Jonas nun den beiden anderen Erklärungsstrategien zu, mit denen man das Handeln Gottes stets zu rechtfertigen suchte. Im rabbinischen und prophetischen Denken hat man immer wieder behauptet, dass man die Übel als die harten, aber gerechten Strafen zu verstehen hätte. Auschwitz wäre dann, wie manche ultra-orthodoxe Juden glauben, die „Knute", mit der Gott die Assimilation als Abkehr vom Glauben an das Gesetz richtet. Und auch Salathiel räumt ein, dass das jüdische Volk in seiner Geschichte niemals schuldlos war. Im Fall von Auschwitz verliert jedoch dieses Argument, jenseits des in ihm enthaltenen Zynismus, der noch nicht mal durch die Ignoranz der ultra-orthodoxen Position zu entschuldigen ist, seine Plausibilität. In Auschwitz spielte die Frage nach Schuld und Sühne keine Rolle mehr. Menschen, selbst unschuldige Kinder und Säuglinge, wurden industriell getötet, allein weil sie rassistisch als Juden identifiziert wurden.

So bleibt nur noch das letzte Argument, die produktive Negativität, übrig, um das Handeln, oder besser, das Geschehen lassen Gottes zu verteidigen. Gott lässt, so das Erklärungsmuster in der Ezra-Apokalypse, die Übel zu, um die Loyalität seines Volkes zu prüfen. Doch auch diese Rechtfertigung verliert vor dem Phänomen Auschwitz seine Stichhaltigkeit. In Auschwitz auf dem Weg in die Gaskammern gab es nie die Möglichkeit, sich durch Leugnung oder Taufe dem Tod zu entziehen. Ob sich ein Jude in unbedingter Loyalität zu Gott bekannte oder nicht spielte im Denken des Rassismus keine Rolle mehr:

> „Nicht um des Glaubens **willen** starben jene dort (wie immerhin noch die Zeugen Jehovas), und nicht **wegen** ihres Glaubens oder irgendeiner Willensrichtung ihres Personenseins wurden sie gemordet."[72]

Das Fazit von Jonas über die Erklärungsstrategien, um das Handeln Gottes zu rechtfertigen, fällt so unerbittlich aus. Sie erweisen sich vor dem Phänomen Ausschwitz als untauglich; so stellt er abschließend fest:

> „Nichts von alledem verfängt mehr bei dem Geschehen, das den Namen Auschwitz trägt. Nicht Treue oder Untreue, Glaube oder Unglaube, nicht Schuld und Strafe, nicht Prüfung, Zeugnis und Erlösungshoffnung, nicht einmal Stärke oder Schwäche, Heldentum oder Feigheit, Trotz oder Ergebung hatten da einen Platz."[73]

Da die traditionellen Erklärungsstrategien vor dem Ereignis von Ausschwitz so jämmerlich versagen, wäre die Halle der Namen in yad vashem für Hans Jonas ein Denkmal gegen einen Gott, an dem Generationen von Juden seit 5000 Jahren festgehalten haben. In dieser Halle (Abb. 3.5), die nicht zufällig nach oben zur Transzendenz offen ist, werden die vorgelesenen Namen zu

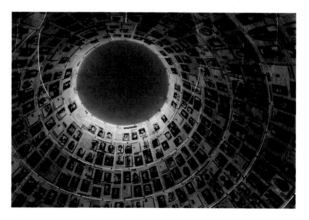

Abb. 3.5   Halle der Namen. (https://de.wikipedia.org/Halle der Namen)

---

[72] Jonas 1994, S. 31.
[73] Jonas 1994, S. 31.

einer vielstimmigen Anklageschrift. Der Prozess gegen Gott wird in dieser Halle eröffnet. Dort werden die Namen von Kindern genannt, die noch ihr ganzes Leben vor sich gehabt hätten. Vor ihren Namen, die allein noch von ihrer Existenz künden, verbietet es jeder Anstand, von einer gerechten Strafe Gottes zu sprechen. Auch werden in dieser Halle Namen von Menschen archiviert, die von sich selbst nicht als Juden gesprochen hätten. Sie wurden erst durch einen antisemitischen Irrsinn, der ihre vermeintliche Blutlinie bis ins letzte Glied verfolgte, zu Juden gemacht. Sie waren in Auschwitz nicht in eine Situation gestellt, in der es darum ging, ihren Glauben oder ihre Loyalität mutig zu beweisen. Ob Kinder oder Alte, ob Gläubige oder Atheisten, es bleiben von ihnen nur Namen als immerwährende Anklage gegen Gott, der ihnen allen in der schwersten Stunde seine Solidarität verweigert und sein Versprechen schmählich gebrochen hat.

Der ohnmächtige Gott

Wenn jedoch, wie Jonas feststellt, alle traditionellen Erklärungsstrategien für das Handeln Gottes vor dem Phänomen Auschwitz versagen, muss dieses Versagen tiefste Auswirkungen auf das jüdische Gottesbild haben. Denn folgende Fragen bleiben dann einfach unbeantwortet: Wo war der Gott Jesajas, der mit seinem mächtigen Arm dort eingreift, wo niemand mehr die Sache des Guten und der Gerechtigkeit vertritt? Und haben nicht alle zivilisierten Völker dem Morden unbeteiligt zugesehen? Und wo war der Messias der apokalyptischen Schriften, der mit flammendem Schwert Rache übt an den Peinigern des jüdischen Volkes? Selbst nach dem Krieg blieben die Mörder nicht nur unbehelligt, sondern wurde durch großzügige Pensionen belohnt. Doch Gott, so Jonas, verhielt sich provozierend still. Es schien so, als wäre Gott gleichsam in Auschwitz abwesend. Diese Abwesenheit und dieses Schweigen lassen nur zwei Erklärungen zu. Entweder konnte oder wollte Gott nicht reagieren.

Diese Schlussfolgerung stellt jedoch den Gott Abrahams, Isaaks und Jakobs so radikal wie nie zuvor in Frage. Der jüdische Gott besitzt traditionell die beiden Attribute vollkommener Macht und vollkommener Güte, die sich in Liebe zu jedem Einzelnen ausdrückt. Beide Attribute werden Woche für Woche in den Gottesdiensten mit seinen Gebeten wiederholt. Wenn man jedoch, so Jonas, Gott das Attribut der Macht zugesteht, hat dies notwendigerweise Auswirkungen auf seine Eigenschaft der Güte. Gott hätte dann trotz der rauchenden Krematorien nicht eingegriffen, weil er nicht wollte. Sein Schweigen wäre somit der signifikante Ausdruck seiner abgrundtiefen Bösartigkeit.

Gott wäre, wie Heine schreibt, der unbeteiligte Zuschauer, der das unmenschliche Treiben teils mit hartherziger Indifferenz teils mit sadistischer Freude beobachtet.

Wenn man vor dieser Konsequenz zurückschreckt und glauben möchte, dass Gott das vollkommen Gute repräsentiert, dann bleibt uns nur übrig, ihm seine Eigenschaft der Macht abzusprechen. Indem Gott uns in seiner Güte die Freiheit geschenkt hat, so Jonas, verzichtete er auf seine Macht. Dieser ohnmächtige Gott gibt dem Menschen nun eine ethische Aufgabe auf. Wir sollen uns zu den Mitmenschen und der Umwelt in der Weise verhalten, dass Gott niemals seine Entscheidung zu einer unabhängigen, autonomen Schöpfung bereut. Der Exodus als Bild für den Weg in eine bessere Zukunft, ist nun alleinig in unsere Hände gegeben worden. Das „Prinzip Verantwortung"[74] soll uns dabei als sittlicher Kompass zukünftig leiten.

Für seine Vorstellung eines zwar leidenden, aber ohnmächtigen Gottes sucht nun Jonas Anschlüsse in der jüdischen Tradition und glaubt sie in der Kosmologie des Kabbalisten Isaak Luria (jüdischer Mystiker, 1534–1572) gefunden zu haben. Luria entwickelt im 16. Jahrhundert den erstaunlichen Gedanken, dass die Schöpfung durch ein Zurückziehen Gottes, dem Zim-Zum, entstanden sei. Jonas fügt an, dass seine Vorstellung des ohnmächtigen Gottes, der seine Schöpfung sich selbst überlässt, nur die Radikalisierung dieses Gedankens Lurias sei. Man könnte die Argumentation von Jonas noch weiterhin stützen, indem man betont, dass Luria auch die Idee des Tikkun Olam, der Heilung der Schöpfung, vertrat. Diese Heilung könne nur, so der Kabbalist, mit Hilfe des Menschen und seines Tuns geschehen. Gott benötigt also den Menschen, was seine Allmacht notwendig einschränken muss. Doch hinter all diesen Spekulationen steht bei Luria immer noch ein mächtiger, wenn auch nicht allmächtiger Gott, der den Messias sendet, damit die Heilung in einem utopischen Sinne gelingen kann. Ein vollkommen ohnmächtiger Gott ist nicht mehr der jüdische Gott. Das unerklärliche Schweigen Gottes vor Auschwitz hatte stattdessen tiefste Auswirkungen auf das Judentum als Religion. Kein Gott oder ein ohnmächtiger Gott zählen für den verzweifelten Menschen gleich viel. So fühlen sich gegenwärtig viele Juden nach Auschwitz ihrer Gemeinschaft, nicht aber Gott verpflichtet. In den immer leerer werdenden Synagogen werden zwar die Gesetze der Halacha befolgt; doch sie haben den alleinigen Zweck der Erhaltung der Gemeinschaft, ohne jedoch von einem tiefen Glauben getragen zu sein. Das

---

[74] Die Selbstverantwortung für die Geschichte erfordert für Jonas einen neuen moralischen Imperativ: „Handle so, daß die Wirkungen deiner Handlung nicht zerstörerisch sind für zukünftige Möglichkeiten solchen Lebens; oder einfach: Gefährde nicht die Bedingungen für den indefiniten Fortbestand der Menschheit auf Erden; oder, wieder positiv gewendet: Schließe in deine gegenwärtige Wahl die zukünftige Integrität des Menschen als Mit-Gegenstand deines Wollens ein" Jonas 1984, S. 36.

Judentum droht zu einer Religion ohne Gott zu werden. Die Hoffnung auf den Zionismus ersetzt stattdessen immer öfter den Glauben an Gott. Wie Felix Pollak (Schriftsteller, 1909–1987) in dem Gedicht „Niemalsland" schreibt, können die Überlebenden das Schweigen Gottes niemals vergeben, noch seine Abwesenheit in der schwersten Stunde vergessen:

> „Trotzdem sind wir niemals ganz glücklich.
> Wir können halt niemals vergessen.
> All das, was hier niemals geschah."[75]

3.2.6 Versuch einer jüdischen Antwort auf die Theodizee

Ein ernüchterndes Fazit

Die Situation stellt sich wie folgt dar: Jonas entlastet Gott vor den bohrenden Fragen der Theodizee. Gott habe sein Attribut der Machtfülle eingebüßt; er ist für Jonas kein abgrundtief bösartiger, sondern ein mitfühlender, emphatischer Gott, dem eben die Hände gebunden sind. Er ist nicht in der Lage, in die blutigen Tragödien seiner Schöpfung einzugreifen. Seine Hilflosigkeit begründet die sittliche Selbstverantwortung des Menschen. Dieser Gott mag zwar der Gott des Philosophen Jonas sein. Er ist aber nicht der Gott des jüdischen Glaubens. Denn auf einen ohnmächtigen Gott kann man weder setzen noch vertrauen und auf das Vertrauen der Stärke stützt sich der Glaube:

> „in seine Hände empfehle ich meinen Geist zur Zeit, da ich schlafe und wache, *Und mit meinem Geist, auch meinen Leib, Gott ist mit mir, ich fürchte mich nicht*"[76]

Wenn man jedoch am Gott Abrahams, Isaaks und Jakobs in all seiner Machtfülle festhält, befindet man sich in einer ähnlichen Situation wie Salathiel, dem Verfasser der Ezra-Apokalypse: Wir vermögen dann zwar Fragen nach der Rechtmäßigkeit von Gottes Handeln zu stellen, und doch scheint unser Verstand zu beschränkt zu sein, um eine Antwort jenseits von zynischen Erklärungsmustern zu finden. Diese Ungewissheit, an der Salathiel zu verzweifeln droht, kann jedoch im jüdischen Denken zugleich auch das Zeichen tiefster Hoffnung sein. Man könnte mit Friedrich Hölderlin (1770–1843) sagen, dass es in gerade der tiefsten Not auch noch das Rettende gibt. Doch wie kann man die Hoffnung aus der Ungewissheit verstehen?

---

[75] Pollak 1992, S. 257.
[76] Sidur Sefat Emet 1999, S. 3.

Die jüdische Hermeneutik

Die jüdische Tradition der Auslegung der Schrift, der Hermeneutik, pflegt ein besonderes Verhältnis zum geschriebenen Wort. Dieses Verhältnis unterscheidet sich stark von der abendländischen, philosophischen Einschätzung der Schrift. Wie Jacques Derrida (Philosoph, 1930–2004) schreibt, waren die Philosophen voller Misstrauen gegenüber dem in Buchstaben übersetzten Wort. Die Schrift war für sie der „unrechtmäßige, ja vatermörderische Sohn des Logos".[77] Die tiefe Skepsis der Philosophen gegenüber der Schrift hat ihre Ursache in der Furcht vor ihrer Vieldeutigkeit. Die alltägliche Erfahrung lehrt, dass man einen Text niemals endgültig und für alle Zeiten zu interpretieren vermag. Umgekehrt scheint es dagegen so zu sein, dass mit der Qualität eines Textes auch seine Vieldeutigkeit verwirrend zunimmt. Auf die Bibel beispielsweise häufen sich Kommentare auf Kommentare, ohne Aussicht auf eine endgültige Interpretation. Je nach unserer Lebenssituation verändern sich für uns die Bedeutungen einer Schrift. Innerhalb weniger Monate entdecken wir bei einer Zweitlektüre Gedanken, die uns in der Vergangenheit verborgen geblieben sind. Für die Philosophen liegt in diesem Sachverhalt eine skandalöse Provokation, denn Polyvalenz bedeutet, dass die Schrift die Sachverhalte nicht eindeutig repräsentiert. Die Sachverhalte sind nicht durch die Schrift transparent und neutral wiedergegeben, sondern die schriftlichen Zeichen drohen stattdessen den eigentlichen Sinn zu verhüllen. Die Signifikanten schieben sich verbergend zwischen den Menschen und seine Wirklichkeit und verwirren den Geist statt ihm Orientierung zu geben. Im Judentum ist es jedoch gerade die die Philosophen störende Vieldeutigkeit, die die Schrift für die Rabbiner und Schriftgelehrten so unvergleichlich wertvoll macht. So verstehen sich die Juden, wie Edmond Jabès (Schriftsteller, 1912–1991) schreibt, als eine „aus dem Buch hervorgegangene Rasse".[78] Dass die Juden als Volk aus der Vieldeutigkeit der Schrift gleichsam erwachsen sind, lässt sich soziologisch aus ihrer Lebenssituation der Diaspora erklären. Die Polyvalenz hat es den Rabbinern und Schriftgelehrten immer wieder erlaubt, durch neue Interpretationen die Tradition den Herausforderungen einer sich stetig veränderten Lebenswelt anzupassen.[79] Traditionspflege war so immer mit schöpferischer Innovation verbunden. Über diesen schöpferischen Traditionalismus innerhalb der Textauslegung schreibt Efraim aus Sedylkov

---

[77] Bennington und Derrida 1994, S. 53–54.
[78] E. Jabès, zit in: Derrida 1976, S. 102.
[79] So listet Michael Krupp hermeneutische Regeln auf, die es den Rabbinern möglich machte, „aus der Schrift Gesetzesentscheidungen für die Gegenwart abzuleiten." Krupp 2007, S. 146 ff.

(18. Jhd), ein klassischer Autor des Chassidismus (jüdische religiös-mystische Strömung):

> „Bis die Weisen (die Schriftgelehrten) sie erforschen, heißt die Thora nicht vollständig, sondern bildet nur eine Hälfte, aber durch ihre Forschungen wird die Thora zu einem vollständigen Buch. Denn die Thora wird in jeder Generation nach den Bedürfnissen eben dieser Generation erforscht (gedeutet), und Gott erleuchtet die Augen der Weisen der betreffenden Generation, (so daß sie) in seiner Thora (das ihr) Entsprechende wahrnehmen."[80]

Die Rabbiner und Schriftgelehrten entwickelten eine eigene Methodik der Interpretation, den Pipul, die einzig den Zweck besaß, einzelnen Textpassagen, ja einzelnen Wörtern und Buchstaben neue und bisher ungeahnte Bedeutungsdimensionen zu verleihen. Hinter allem sollte, wie Abraham Joshua Heschel (jüdischer Philosoph und Schriftsteller, 1907–1972) schreibt, eine verborgene, esoterische Bedeutung entdeckt werden. Alles wurde für den gläubigen Juden zur Hieroglyphe:

> „Nichts durfte buchstäblich genommen werden, weder die Heilige Schrift noch die Natur. (…) Rabbi Nathan Spira von Krakau, der Verfasser von „Der Offenbarer des Tief-Verborgenen" im 17. Jahrhundert, interpretiert den Abschnitt des Pentateuch, in dem Mose Gott bittet, das verheißene Land betreten zu dürfen, auf 252 verschiedene Weisen. Man glaubte, daß ein Wort der Bibel, eine Sitte oder ein Ausspruch randvoll von einer Vielfalt an Bedeutungen war."[81]

Die Gewänder der Thora

Die Kabbalisten interpretieren nun die Polyvalenz der Heiligen Schrift theologisch. So betonen sie, dass durch die vielen unterschiedlichen und widersprechenden Interpretationen die Thora und damit Gott lebendig bleiben. Ein Text, der endgültig interpretiert und verstanden worden sei, ist abgeschlossen und damit in seiner Wirkung tot. Die Werke der großen Literatur, so wäre den kabbalistischen Spekulationen hinzufügen, bewahren ihre Aktualität, weil sie immer neue Interpretationen möglich machen. Für die Theodizee bedeutet diese Einsicht der notwendigen Unabschließbarkeit, dass genau diese unbeantwortete Frage, die den Glauben zu zerstören scheint,

---

[80] Efraim aus Sydylkov, zit. In: Scholem 1996, S. 101.
[81] Heschel 1985, S. 45.

einer der Gründe ist, warum Gott lebendig bleibt. Der Zweifel und die Ungewissheit sind somit in ihrer Wirkung nicht nur zerstörerisch, sondern sie zwingen uns zur stetigen Auseinandersetzung mit Gott. Das Hadern oder Murren der Kinder Israels wäre also keine Sünde im Sinne der Anmaßung, sondern ein Dienst an Gott. Die verschieden, sich teilweise widersprechenden Interpretationen der Thora, die nach Efraim aus Sydelkov in jeder Generation und jedem Lebensabschnitt entstehen, beschreiben die Kabbalisten metaphorisch als die vielen Gewänder der Thora.[82] Die Thora erscheint jeder Generation in einem neuen, veränderten Kleid. Die uns offenbarte Thora selbst ist für sie ein vorläufiger Kommentar, der auf die eigentliche Thora der Erlösung verweist. Die Differenz zwischen der schriftlichen und der mündlichen Thora, gemeint sind die Interpretationen, wird von den Kabbalisten aufgelöst und eingezogen. Für den Menschen bleibt in diesem mystischen Denken die Wahrheit unter den Gewandungen, die er nicht zu heben vermag, notwendig verborgen. Diese Verborgenheit, die den Menschen in der Ungewissheit belässt, ist für die Kabbalisten ein untrügliches Zeichen der zukünftigen Erlösung. Die letzte Wahrheit, symbolisiert durch die zweite, noch nicht offenbarte Thora, steht noch aus. Sie wird erst im messianischen Zeitalter endgültig enthüllt.

3.2.7 Resümee

Auch auf die Frage nach dem Übel und der Ungerechtigkeit in der Welt finden wir keine befriedigenden Antworten. Spätestens nach Auschwitz versagen, wie Jonas zu Recht betont, alle aus dem Exodus abgeleiteten Erklärungsstrategien. Wir können auf die berechtigte Frage, warum lässt Gott dies alles zu, keine Antwort geben, ohne uns zu Recht höhnischem Gelächter auszusetzen. Unsere Hilflosigkeit gegenüber den existentiellen Fragen der Theodizee verweist uns in der Sicht der Kabbalisten auf das zukünftige, messianische Zeitalter; gegenwärtig vermögen wir nur zu sagen, dass das letzte Wort über uns und die Opfer der Geschichte noch nicht gesprochen ist; doch wir sind, wenn wir an den Gott Abrahams, Isaaks und Jakobs glauben, von der Gewissheit erfüllt, dass wenn der Messias am Ende aller Zeiten kommt, wir ihn einiges zu fragen haben.

---

[82] Hierzu besonders: Habermas 1984, S. 383–384.

Literatur

Abschn. 3.1

Augustinus A (2006) De libero arbitrio – Der freie Wille. Opera – Werke, Bd 9. Schöningh, Paderborn u. a

Bibel D (2016) Einheitsübersetzung der Heiligen Schrift. Katholische Bibelanstalt, Stuttgart

Bonhoeffer D (2015) Widerstand und Ergebung. Briefe und Aufzeichnungen aus der Haft. Gütersloher Verlagshaus, Gütersloh

Böttigheimer C (2009) Lehrbuch der Fundamentaltheologie. Die Rationalität der Gottes-, Offenbarungs- und Kirchenfrage. Herder, Freiburg i. Br

Büchner G (1965) Dantons Tod. In: Ders. Werke und Briefe. Dramen, Prosa, Briefe, Dokumente. dtv, München, S 5–63

Denzinger H (1991) Kompendium der Glaubensbekenntnisse und kirchlichen Lehrentscheidungen, hg. v. Peter Hünermann. Herder, Freiburg i. Br. u. a. [45]2017

Hick J (2010a) Leid und „Seelenbildung" – Irenäische Theodizee. In: A Loichinger, A Kreiner (Hrsg) Theodizee in den Weltreligionen. Ein Studienbuch. Schöningh, Paderborn, S 87–103

Kreiner A (1998) Gott im Leid. Zur Stichhaltigkeit der Theodizee-Argumente. Herder, Freiburg i. Br. [2]1998 und [3]2005

Leibniz GW (1996) Versuche in der Theodicée über die Güte Gottes, die Freiheit des Menschen und den Ursprung des Übels. Felix Meiner, Hamburg

Loichinger A (2015) Sinn des Leids? Das Theodizeeproblem und seine modernen (Glaubens-)Antworten. RelliS. Zeitschrift für den katholischen Religionsunterricht 3:10–14

McAfee Brown R (1990) Elie Wiesel. Zeuge für die Menschheit. Herder, Freiburg i. Br

Metz JB (2017) Memoria passionis. Ein provozierendes Gedächtnis in pluralistischer Gesellschaft. Herder, Freiburg i. Br

Moltmann J (1994) Trinität und Reich Gottes. Zur Gotteslehre. Gütersloher Verlagshaus, Gütersloh [3]1994

Moltmann J (2010) Der gekreuzigte Gott. In: Loichinger A, Kreiner A (Hrsg) Theodizee in den Weltreligionen. Ein Studienbuch. Schöningh, Paderborn, S 125–134

Müller GL (2001) Katholische Dogmatik. Für Studium und Praxis der Theologie. Herder, Freiburg i. Br. [4]2001

Müller P (2020) Die Kunst zu trösten. Echter, Würzburg

Pastoralkonstitution Gaudium et spes. (1994) In: Rahner K, Vorgrimler H (Hrsg.), Kleines Konzilskompendium. Sämtliche Texte des Zweiten Vatikanums. Herder, Freiburg i. Br. [25]1994, S 423–552

Popper K (1994) Logik der Forschung. Mohr, Tübingen

Rahner K (1999) Grundkurs des Glaubens. Einführung in den Begriff des Christentums. In: Ders. Sämtliche Werke, Bd 26. Herder, Zürich – Düsseldorf – Freiburg i. Br., S 1–445

Rahner K (2009) Warum läßt uns Gott leiden? In: Ders. Sämtliche Werke, Bd 30. Herder, Freiburg i. Br., S 373–384

Schmidt-Leukel P (1999) Grundkurs Fundamentaltheologie. Eine Einführung in die Grundfragen des christlichen Glaubens. Don Bosco, München

Voltaire (2016) Candide oder der Optimismus. dtv C.H. Beck, München ⁹2016

Whitehead AN (1988) Wissenschaft und moderne Welt. Suhrkamp, Frankfurt am Main

Wiesel E (1986) Die Nacht zu begraben, Elischa. Eßlingen a. N. Bechtle, München

Abschn. 3.2

Adler A (2005) Lebenskenntnis. Fischer, Frankfurt am Main

Adorno TW, Horkheimer M (1998) Dialektik der Aufklärung. Gesammelte Schriften, Bd 3. Wissenschaftliche Buchgesellschaft, Darmstadt

Arendt H (2001) Elemente und Ursprung totaler Herrschaft. Antisemitismus, Imperialismus, totale Herrschaft. Piper, München/Zürich

Aristoteles (1977) Poetik. Hauptwerke. Kröner, Stuttgart

Assmann J (2018) Achsenzeit. Eine Archäologie der Moderne. C.H. Beck, München, S 258

Bennington G, Derrida J (1994) Jacques Derrida. Ein Portrait. Suhrkamp, Frankfurt am Main

Dan J (2017) Die Kabbala. Eine kleine Einführung. Reclam, Stuttgart

Deleuze G, Guattari F (1977) Anti-Ödipus. Kapitalismus und Schizophrenie. Suhrkamp, Frankfurt am Main

Eisenstadt SN (2015) Die Antinomien der Moderne. Die Jakobinischen Grundzüge der Moderne und des Fundamentalismus. Heterodoxien, Utopismus und Jakobinismus in der Konstitution fundamentalistischer Bewegungen. Suhrkamp, Frankfurt am Main

Euripides (1977) Die Troerinnen. Beck, München

Ezra-Apokalypse (2015) Übersetzt von Bonifatia Gesche. Vandenhoeck & Ruprecht, Göttingen

Fromm E (2006) Die Furcht vor der Freiheit. DTV, München

Habermas J (1984) Philosophisch-politische Profile. Wozu noch Philosophie? Suhrkamp, Frankfurt am Main

Heine H (1997) Das Buch Le Grand. Sämtliche Schriften, Bd 2. DTV, München/Wien

Heschel AJ (1985) Die Erde ist des Herrn. Die innere Welt des Juden in Osteuropa. Neukirchner, Neukirchen-Vluyn

Hick J (2010b) Eine irenäische Theodizee. In: A Loichinger, A Kreiner (Hrsg) Theodizee in den Weltreligionen. Ein Studienbuch. UTB, Schöningh, Paderborn

Jabès E (1976) In: J Derrida (Hrsg) Die Schrift und die Differenz. Suhrkamp, Frankfurt am Main

Jaspers K (1950) Vom Ursprung und Ziel der Geschichte. Piper, München, S 20

Jonas H (1984) Das Prinzip Verantwortung. Versuch einer Ethik für die technologische Revolution. Suhrkamp, Frankfurt am Main

Jonas H (1994) Gedanken über Gott. Drei Versuche. Suhrkamp, Frankfurt am Main

Krupp M (2007) Einführung in die Mishna. Verlag der Weltreligionen, Frankfurt am Main/Leipzig

Löwith K (2004) Weltgeschichte und Heilsgeschehen. Die theologischen Voraussetzungen der Geschichtsphilosophie. J. B. Metzler, Stuttgart

Lukács G (1985) Schriften zur Literatursoziologie. Ullstein, Frankfurt am Main/Berlin/Wien

Marquard O (2007) Skepsis in der Moderne. Philosophische Studien. Reclam, Stuttgart

Marx K (1982) MEGA 7. Dietz, Berlin

Pagels E (2013) Apokalypse. Das letzte Buch der Bibel wird entschlüsselt. Beck, München

Pollak F (1992) Niemalsland. In: Lamping D (Hrsg) Dein aschenes Haar Sulamith. Piper, München/Zürich

Scholem G (1963) Judaica 1. Suhrkamp, Frankfurt am Main

Scholem G (1973) Zur Kabbala und ihre Symbolik. Suhrkamp, Frankfurt am Main

Scholem G (1996) Über einige Grundbegriffe des Judentums. Suhrkamp, Frankfurt am Main

Sidur Sefat Emet (1999) Mit deutscher Übersetzung von Rabbiner Dr. S. Bamberger. Viktor Goldschmidt-Verlag, Basel

Swinburn R (2010) Das Problem der Übel. In: Loichinger A, Kreiner A (Hrsg) Theodizee in den Weltreligionen. Ein Studienbuch. UTB, Paderborn

Taubes J (2007) Abendländische Eschatologie. Matthes & Seitz, Berlin

Walzer M (1995) Exodus und Revolution. Fischer, Frankfurt am Main

4

Menschliches Leid – Perspektive des Buddhismus

Christoph Kleine

C. Kleine (✉)
Religionswissenschaftliches Institut, Universität Leipzig, Leipzig, Deutschland
e-mail: c.kleine@uni-leipzig.de

© Der/die Autor(en), exklusiv lizenziert durch Springer-Verlag GmbH, DE, ein Teil von Springer Nature 2021
M. Dreyer et al. (Hrsg.), *Menschliches Leid - Perspektiven der Philosophie und Theologie, des Buddhismus und der Medizin*, https://doi.org/10.1007/978-3-662-63085-3_4

4.1   Vorbemerkung

Wenn im Folgenden von „dem Buddhismus" die Rede ist, handelt es sich selbstredend um eine grobe Verallgemeinerung, die der Vielfalt buddhistischer Traditionen in Geschichte und Gegenwart nicht gerecht wird.[1] Dementsprechend sind alle Aussagen über „den Buddhismus" als Versuch zu betrachten, aus dem reichen Traditionsbestand die Positionen herauszufiltern, über die weitgehender Konsens herrscht – über die Grenzen der lokalen Ausprägungen, Traditionsgemeinschaften und philosophischen Schulen hinweg.

Abb. 4.1 zeigt Das Rad des Lebens (bhavacakra; auch saṃsāracakra), eine vor allem in Tibet häufig zu didaktischen Zwecken gebrauchte Darstellung

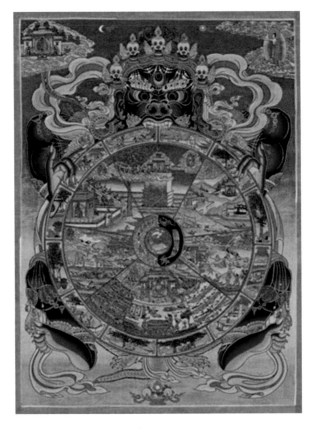

Abb. 4.1   Das Rad des Lebens (bhavacakra; auch saṃsāracakra). (Quelle: Wikimedia Commons)

---

[1] Für eine allgemeine Übersicht und Einführung siehe Freiberger und Kleine (2015).

des Kreislaufs von Geburt und Tod. Der innere Kreis, die Radnabe, zeigt die drei Gifte, die das Rad am Laufen halten: Gier (symbolisiert durch einen Hahn), Hass (symbolisiert durch eine Schlange) und Ignoranz (symbolisiert durch ein Schwein). Zwischen den Speichen sind die sechs möglichen Wiedergeburtsbereiche dargestellt: in die Welt der Hungergeister, der Tiere oder einer Hölle wird geboren, wer überwiegend schlechtes Karma angehäuft hat; überwiegend gutes Karma führt zur Geburt in die Welt der Menschen, der Götter (devas) oder der Asuras (kriegerische Geistwesen, die im ewigen Streit mit den Göttern leben). Buddhas weisen jeweils den Weg aus diesen Welten. Der äußere Ring, die Felge, zeigt die zwölf Glieder der Kette des Entstehens in Abhängigkeit, die den Menschen im Kreislauf von Geburt und Tod gefangen hält. Das Rad wird von dem Dämon der Vergänglichkeit umklammert.

Weiterhin gilt zu beachten, dass Lehrpositionen und Denkansätze, die aus traditionellen, autoritativen Quellen herausdestilliert werden, nicht zwingend die Vorstellungen oder „Mentalitäten" real existierender Buddhisten widerspiegeln. Mit diesen Hinweisen im Hinterkopf soll nachfolgend das Spezifische einer buddhistischen Perspektive auf menschliches Leid herausgearbeitet werden.

4.2 Existenzielles Leid – Leid als Grundgegebenheit des menschlichen Lebens

In keiner anderen Religion nimmt das menschliche Leid einen so zentralen Stellenwert ein wie im Buddhismus. Das wird bereits deutlich, wenn man sich die „drei Kennzeichen der Wirklichkeit" (*P. tilakkhaṇa; Skt. trilakṣaṇa*) anschaut, die auch als die „Siegel der buddhistischen Lehre" (Skt. *dharmamudrā*) und damit unhintergehbare Axiome der buddhistischen Daseinsanalyse gelten. Die drei Kennzeichen der Wirklichkeit sind nach buddhistischer Auffassung

1. die Unbeständigkeit (*anitya*) all dessen, was in der Welt empirisch wahrnehmbar existiert;
2. die Nicht-Selbstheit (*anātman*) oder Substanzlosigkeit der Person, die eben über keine den Tod überdauernde Seele verfügt;
3. die Leidhaftigkeit (*duḥkha*) dieser unbeständigen und substanzlosen Existenz.[2]

---

[2] Vgl. z. B. *Aṅguttara Nikāya* III.137 („Uppādā Sutta") im Pāli-Kanon.

Den klassischen Quellen[3] zufolge war es tatsächlich die Begegnung mit menschlichem Leid, die den Prinzen Siddhārtha Gautama (fl. um 400 v.Chr.), den späteren Buddha, dazu trieb, im Alter von 29 Jahren den goldenen Käfig des väterlichen Palastes zu verlassen und ein unbeschwertes Leben in Luxus und Sinnesfreuden gegen ein entbehrungsreiches Leben als Wanderasket einzutauschen. Auf den sogenannten vier Ausfahrten, die Siddhārtha unternahm, um endlich die Welt außerhalb der Palastmauern kennen zu lernen, begegnete er zunächst – geschickt inszeniert von den Göttern, die wollen, dass der Prinz zum Buddha wird – einem Alten, einem Kranken und einem Toten. Diese Begegnungen und die daraus folgende Einsicht, dass auch er irgendwann alt und krank werde und schließlich sterben müsse, erschütterte den jungen Mann zutiefst. Bis dahin hatte sein Vater dafür gesorgt, dass die unschönen Aspekte des menschlichen Lebens von seinem Sohn ferngehalten wurden.

Ein Seher hatte nach der Geburt des Prinzen prophezeit, dass Siddhārtha entweder ein mächtiger und gerechter „Raddreher-König" (*cakravartin*) oder ein „Erwachter" (*buddha*) werde. Dem Vater war sehr daran gelegen, seinen Sohn zu einem großen König heranreifen zu sehen. Aus diesem Grund verhinderte er jede existenzielle Irritation, die den Prinzen zum Nachdenken über den Sinn des Lebens stimuliert hätte. Auf einer vierten Ausfahrt begegnete Siddhārtha schließlich einem Asketen, dessen ruhige und würdevolle Erscheinung ihn dazu motivierte, ebenfalls ein Asket zu werden.

Mit Hilfe der selbst erlösungsbedürftigen und keineswegs allmächtigen Götter[4] gelang dem Prinzen die Flucht aus dem Palast. Nach sechs Jahren Studium unter verschiedenen Meistern und strengster, aber letztlich fruchtloser Askese erlangte Siddhārtha, nachdem er sich zum Verdruss seiner fünf Asketenbrüder mit einem Bad gereinigt und wieder Nahrung zu

---

[3] Für ausführliche Lebensbeschreibungen – teils übersetzt, teils aus verschiedenen Quellen zusammengefasst – siehe Klimkeit (1990), Waldschmidt (1929), Strong (2001).

[4] Die ‚Götter' (Skt. *deva*) spielen im Buddhismus keine große Rolle. Die Existenz der in Indien bekannten und verehrten Götter wurde vom Buddha nicht geleugnet. Sie wurden in das Denksystem des Buddhismus integriert, aber dem Buddha klar untergeordnet. Sie sind zwar mächtiger als die Menschen, haben ein sehr angenehmes und unvorstellbar langes Leben, sind aber selbst den Leidenschaften und dem Unwissen und damit dem leidvollen Kreislauf von Geburt und Tod unterworfen, der durch das Karma – also intentionales Handeln – angetrieben wird. So hängt auch ihre Erlösung vom Wirken eines Buddha ab, der deshalb auch den Beinamen „Lehrer der Götter und der Menschen" trägt. Aus diesem, nicht ganz uneigennützigen Grund sind die Götter auch so sehr darum bemüht, Siddhārtha Gautama auf seinem Weg zur Buddhaschaft zu unterstützen. Die Götter bekommen im Buddhismus häufig die Funktion von Beschützern der Religion zugeschrieben. Als Mensch wendet man sich an sie, wenn man innerweltliche Heilsgüter erbitten möchte, wie etwa Gesundheit, Wohlstand und Kindersegen.

sich genommen hatte, im Zustand der meditativen Versenkung das vollkommene Erwachen (*bodhi*).

Auf Drängen der höchsten Götter entschied sich der Erwachte, also der Buddha, seine heilbringenden Erkenntnisse zunächst seinen fünf früheren Gefährten zuteilwerden zu lassen. Er suchte sie im Gazellenhain (Migadāya) in Isipatana nahe Benares im nördlichen Indien auf und setzte erstmals das „Rad der Lehre" (*dharmacakra*) in Bewegung. Er verkündet hier seinen mittleren Weg, der die beiden Extreme, der „Lust des Begehrens nach Sinnesobjekten" und der „Selbstqual" vermeidet. Den wohl berühmtesten und für unser Thema bedeutendsten Teil dieser ersten Predigt bildet aber die Verkündigung der „Vier Edlen Wahrheiten".

4.2.1 Diagnose: Das Leben ist leidvoll

Im Stil eines Arztes stellt der Buddha zunächst die Diagnose, dass die menschliche Existenz leidvoll sei:

> „Dies nun, o Mönche ist die edle Wahrheit vom Leiden. Geburt ist Leiden, Alter ist Leiden, Krankheit ist Leiden, Sterben ist Leiden, Kummer, Wehklage, Schmerz, Unmut und Unrast sind Leiden; die Vereinigung mit Unliebem ist Leiden, die Trennung von Liebem ist Leiden; was man wünscht, nicht zu erlangen, ist Leiden; kurz gesagt, die fünf Arten des Festhaltens am Sein [P. *khanda*; Skt. *skhanda;* wörtl. etwa „[Daseins]gruppen", das heißt die grundlegenden Bestandteile dessen, was als Persönlichkeit wahrgenommen wird; C. Kleine] sind Leiden."[5]

Es ist offenkundig, dass menschliches Leid hier als etwas Unvermeidbares definiert wird, als etwas, das dem Leben inhärent ist und daher auch nicht durch eine bloß symptomatische Therapie beseitigt werden kann.

4.2.2 Ätiologie: Mutmaßungen über die Ursache des Leidens

Wiederum wie ein guter Arzt fragt der Buddha im Anschluss an die Diagnose nach der Krankheitsursache, d. h. nach ätiologischen Faktoren:

---

[5] *Saṃyutta Nikāya* 56.11 („*Dhammacakkappavattana-Sutta*"), übers. Mylius *Gautama Buddha*, S. 204.

„Dies nun, o Mönche, ist die edle Wahrheit von der Leidensentstehung. Es ist dieser Durst, der zur Wiedergeburt[6] führt, verbunden mit Vergnügen und Lust, an dem und jenem sich befriedigend, nämlich der Liebestrieb, der Selbsterhaltungstrieb, die Sucht nach Reichtum."[7]

So ist also Durst (Skt. *tṛṣṇā*, P. *taṇhā*) der Hauptgrund für menschliches Leiden. Durst kann sich auf alle denkbaren Sinnesobjekte beziehen. Es gibt „Durst nach Gestalt, Durst nach Ton, Durst nach Geruch, Durst nach Geschmack, Durst nach Berührung, Durst nach Gegebenheiten"[8] (Skt. *dharma*; P. *dhamma*, d. h. in diesem Fall grob gesagt Denkobjekte). Daneben werden drei Grundformen des Durstes unterschieden: Durst nach sinnlichem Begehren, Durst nach Existenz und Durst nach Nicht-Existenz. Durst verursacht indes nicht nur individuelles Leid, sondern führt auch zu sozialen Verwerfungen, die dann wiederum individuelles Leid erzeugen. So „bedingt Durst das Suchen, bedingt Suchen das Entdecken, bedingt Entdecken das Bewerten, bedingt Bewerten das leidenschaftliche Verlangen, bedingt leidenschaftliches Verlangen das Anstreben, bedingt das Anstreben die Besitznahme, bedingt die Besitznahme den Geiz, bedingt der Geiz das Bewachen. Wegen des Bewachens kommt es zum Ergreifen der Waffen, zu Streit, Zank, Auseinandersetzung, Wortgefechten, Zwischenträgerei, falsche Rede, zu vielen üblen unheilsamen Dingen."[9]

4.2.3   Behandlungsmöglichkeiten: Überlegungen zur Therapierbarkeit

Nun wäre der Buddha nicht der „Große Arzt" (Skt. *mahā-vaidya*) oder der „König der Ärzte" (Skt. *vaidyarāja*),[10] wüsste er nicht auch um die Therapierbarkeit des menschlichen Leides:

---

[6] Der Buddhismus hat bekanntermaßen die in Indien bereits zuvor etablierte Wiedergeburtslehre übernommen, wenn auch in stark modifizierter Weise. Im Buddhismus gibt es keine Seele, die den Tod überdauert und sich neu inkarniert. Vielmehr glaubt man, dass entsprechend dem Karma (d. h. intentionales Handeln und seine auf den Handelnden rückwirkenden Konsequenzen), das ein Mensch in einem früheren Leben produziert, eine neue Existenz bewirkt wird. Zwischen der einen und der nächsten Existenz besteht demnach eine Kausalbeziehung, aber keine Identität. Gern wird zur Illustration das Bild von zwei Kerzen bemüht: Wenn man eine Kerze an einer anderen anzündet, wäre die Flamme der zweiten Kerze mit der der ersten nicht identisch; und doch hängt die zweite von der ersten ab.

[7] Mylius, *Gautama Buddha*, S. 204.

[8] *Saṃyutta Nikāya* 12.2 („*Nidāna-Sutta*"); übers. von ebd., S. 202.

[9] *Dīgha-Nikāya* 15 („*Mahānidāna-Sutta*"); Kusalagnana, Maithrimurthi, Trätow, *Die große Lehrrede über die Ursachen*.

[10] Salguero, *Healing and/or Salvation*, S. 13.

„Dies nun, o Mönche ist die edle Wahrheit von der Aufhebung des Leidens. Es ist ebendieses Durstes Aufhebung durch (seine) restlose Vernichtung; (es ist) das Aufgeben (des Durstes), der Verzicht (auf ihn), die Loslösung (von ihm, seine) Beseitigung."[11]

4.2.4 Therapie: Die Vielfalt der Wege zur Überwindung des Leidens

Und schließlich gibt der „Große Arzt" eine konkrete Therapieempfehlung:

„Dies nun, o Mönche, ist die edle Wahrheit von dem zur Aufhebung des Leidens führenden Pfad. Es ist dieser edle achtgliedrige Weg, nämlich: rechte Einsicht, rechter Entschluss, rechte Rede, rechte Tat, rechter Wandel, rechtes Streben, rechte Wachheit, rechte Versenkung",[12] „siehe die folgende Abb. 4.2."

Angesichts des Inhalts und der Struktur der Vier Edlen Wahrheiten ist es kaum verwunderlich, dass in buddhistischen Texten häufig auf eine medizinische Metaphorik zurückgegriffen wird. Der Mensch wird als von „drei Giften" – Gier, Hass und Verblendung – geplagt beschrieben. Nur der Buddha hat die Macht, die Menschen zu heilen und damit von ihrem Leid zu befreien, indem er ihnen über die oben angeführte allgemeine Therapie des „achtgliedrigen Pfades" hinaus spezifische, auf die Bedürfnisse, Voraussetzungen und konkreten Krankheitssymptome der Individuen geeignete Rezepte ausstellt. Die Vielfalt und gelegentliche Widersprüchlichkeit der buddhistischen Lehräußerungen und Praxisempfehlungen wird häufig mit der Notwendigkeit individualisierter Therapieansätze begründet. Was für den einen Patienten gut ist, kann den anderen töten. Entsprechend viele Wege zur Leidüberwindung und Heilserlangung finden sich in der buddhistischen Tradition.

4.2.5 Spezifischere Ausführungen zum Problem des existenziellen Leidens

Die Edlen Vier Wahrheiten repräsentieren wohl die fundamentalste und zugleich allgemeinste Fassung des Problems menschlichen Leides. An vielen Stellen des Schrifttums finden sich weitere, zum Teil präzisierende Ausführungen zum Thema.

---

[11] Mylius, *Gautama Buddha*, S. 204.
[12] Mylius, *Gautama Buddha*, S. 204.

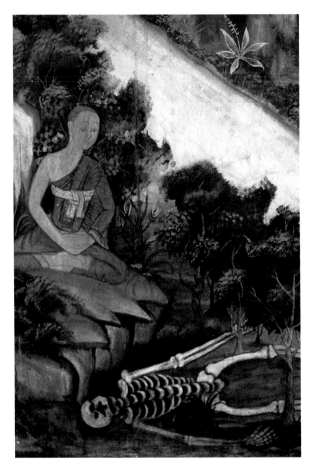

Abb. 4.2 Meditation über die Unreinheit des Körpers zur Überwindung von Gier und Lust

Laut dem *Sūtra über das Leid* (*Dukkhatā-Sutta*) entsteht Leid durch den Kontakt der Sinne mit den Sinnesobjekten. Durch diesen Kontakt werden Empfindungen ausgelöst, die wiederum Verlangen erzeugen. Indem dieser Prozess zerstört wird, wird das Leid zerstört.[13] Schon in den Edlen Vier Wahrheiten wurde betont, dass Leid vor allem aus Durst oder Verlangen resultiert. Hier wird nun die Ursache des Verlangens spezifiziert, nämlich die Sinnestätigkeit. Nach der buddhistischen Lehre vom Nicht-Ich (*anātman*) besteht eine Person lediglich aus sich ständig im Wandel befindenden fünf „Daseins-

---

[13] *Saṃyutta Nikāya* 45, 165 („*Dukkhatā-Sutta*"). Es gibt zahllose weitere Textstellen, die das Leiden in Bezug auf die „Daseinsgruppen" thematisieren, insbesondere auch in den chinesischen Übersetzungen indischer Sūtras.

gruppen" oder „fünf Arten des Festhaltens", den sogenannten *skandhas* – die, wie wir im Zusammenhang mit der Ersten Wahrheit erfahren haben, allesamt leidvoll sind. Bei diesen handelt es sich um:

1. Empfindung (*vedanā*),
2. Wahrnehmung (*saṃjñā*),
3. Formkräfte bzw. Tatabsichten (*saṃskāra*),
4. Bewusstsein (*vijñāna*),
5. Materielle Gestalt (*rūpa*, d.i. der aus den vier Elementen Erde, Wasser, Feuer und Luft bestehende „Körper").

Nach vorherrschender Auffassung gibt es nichts, was diese temporär aus Gründen des karmischen Kausalgesetzes in einer ganz bestimmten Konfiguration zusammengefügten Daseinsgruppen im Kern zusammenhält. Tod bedeutet demnach das Auseinanderfallen dieses unbeständigen Konstrukts. Die große und folgenschwere Illusion des Menschen besteht darin, sich mit diesen Daseinsgruppen zu identifizieren und ein Ich-Bewusstsein zu entwickeln.[14] Die Krankheit der menschlichen Existenz betrifft jede einzelne der Daseinsgruppen. Das heißt Empfindung, Wahrnehmung, Formkräfte, Bewusstsein und materielle Gestalt führen allesamt zum Leiden. Wer dies erkennt, das heißt wer realisiert, dass die Annahme eines Selbst eine Illusion ist und eine Identifikation *mit* – und daraus resultierend – ein Anhaften *an* die Daseinsgruppen überwunden werden müssen, zerstört den Kreislauf von Geburt und Tod. Da Leiden in den fünf Daseinsgruppen entsteht, aber weder eine einzelne Daseinsgruppe noch deren Summe ein Ich im Sinne eines real existierenden Subjekts des Leidens konstituiert, ist das Leid einer Person letztlich eine Illusion wie die Person selbst. Der berühmte Mahāyāna-Text *Herz-Sūtra von der Vollkommenheit der Einsicht* geht noch einen Schritt weiter, indem er nicht nur die Annahme eines verbindenden Ich hinter dem temporären Zusammenspiel der Daseinsgruppen als illusionär verwirft, sondern auch die Substanzlosigkeit oder „Leerheit" (*śūnyatā*) der Daseinsgruppen selbst betont. Vom Standpunkt der Einsicht in die Leerheit aller Dinge gebe es „keine Form, keine Empfindung, keine Wahrnehmung, keine Formkräfte und kein Bewusstsein", somit auch „kein Alter und keinen Tod" und daher „kein Leiden".[15] Der illusionäre Charakter des Leidens als eine Art „Bewusst-

---

[14] So heißt es in der chinesischen Fassung des *Saṃyukta-āgama* – dem Gegenstück zum *Saṃyutta Nikāya* des Pāli-Kanon: „Die fünf angenommenen Daseinsgruppen sind nicht das Selbst, sie sind nicht der Ort des Selbst" (*Za ahan jing*; T02, Nr. 99, S. 7c7–8); eigene Übersetzung.

[15] *Bole boluo miduo xinjing* (T08, Nr. 251, S. 848c11–14); eigene Übersetzung.

seinsstörung" wird insbesondere in den sogenannten „esoterischen Traditionen" (Chin. *mizong;* Jap. *mikkyō*) des ostasiatischen Buddhismus stark betont.

Das bereits erwähnte *Sūtra vom Leiden* unterscheidet <u>drei Arten des Leidens</u>, nämlich solches, das durch Schmerz, solches, das durch die Formkräfte oder Tatabsichten und solches, das durch die veränderliche, unbeständige Natur der Dinge verursacht wird. Es gilt also, jedes Begehren nach dem was unbeständig ist, aufzugeben – und das gilt für alle fünf Daseinsgruppen.[16] Wie so oft ist gerade auch im Buddhismus Einsicht der erste Schritt zur Lösung des Problems. Man muss die Leidhaftigkeit als Grundkonstante des menschlichen Lebens erkennen, um das Leid zu überwinden.

Nun erkennen aber auch Buddhisten die Möglichkeit temporärer Zustände an, in denen man subjektiv Freude und kein Leid empfindet. Es gibt eben neben leidvollen und neutralen Empfindungen auch lustvolle.[17] Und genau hierin besteht eine große Gefahr, da vorübergehende Glücksempfindungen einer Verdrängung der prinzipiellen Leidhaftigkeit des Seins Vorschub leisten. So sei es, nach den überlieferten Worten des Buddha, schlechterdings unmöglich, dass ein Mönch, der in irgendeinem Phänomen Glück sieht, seine Lehren wirklich begreift.[18]

4.3   Alltägliches Leid – Von Nothelfern und Ritualen

Natürlich hätte der Buddhismus als Religion nicht überleben und sich über weite Teile der Welt verbreiten können, wenn er nicht auch die alltäglichen Nöte der Menschen ernstgenommen und Lösungen für basale Probleme angeboten hätte. So haftet dem Begriff des Leides auch im Buddhismus keineswegs immer die fundamentale, existentielle Konnotation an, die sich aus der Unbeständigkeit aller Existenz ergibt. Nicht selten wird auch das konkrete Leiden in der alltäglichen sinnlichen Erfahrung, einschließlich des körperlichen und des seelischen Leidens thematisiert. Gerade in Bezug auf Laien, die ihr Leben nicht wie (theoretisch) die Mönche ganz dem Streben nach vollkommener und irreversibler Überwindung jedweden Leides durch das Abschreiten des Heiligen Achtgliedrigen Pfades widmen können, spielen konkrete Formen des alltäglichen Leidens und die Anwendung entsprechender Gegenmittel eine wichtige Rolle. Das gilt insbesondere für den Buddhismus des „Großen Fahrzeugs" (*mahāyāna*), der sich in den ersten nachchristlichen

---

[16] *Saṃyutta Nikāya* 22, 137–139 („*Anicca-Sutta*").
[17] Siehe z. B. chinesische Übersetzung des *Dīrgha-āgama* (*Chang ahan jing*, T01, Nr. 1, S. 53a24–25).
[18] *Aṅguttara Nikāya* 6.99 („*Dhukkha Sutta*").

Jahrhunderten formiert und vor allem in Zentral- und Ostasien verbreitet hat. Hier gibt es eine große Zahl von Nothelfern, den Bodhisattvas. Diese stehen den Menschen in allen denkbaren Situationen zur Seite und helfen dabei, körperliches oder psychisches Leid zu verhindern, zu beseitigen oder wenigstens zu lindern. Prinzipiell gilt jeder, der dem Beispiel des Buddha folgend nach vollkommenem Erwachen strebt, im Mahāyāna als Bodhisattva. Und ein Bodhisattva hat per definitionem die Verpflichtung, seine Mitmenschen nicht nur zur Befreiung aus dem existenziellen Leid zu führen, sondern ihnen auch in Situationen alltäglichen Leidens helfend zur Seite zu stehen, d. h. karitativ tätig zu werden. Eine besondere Rolle bei der Bekämpfung alltäglichen (*und* existenziellen!) Leides spielen die sogenannten transzendenten Bodhisattvas, mit den Sinnen normalerweise nicht wahrnehmbare Heilsgestalten, die freiwillig auf die vollkommene Buddhaschaft verzichten, um den leidenden Wesen in der Welt weiterhin helfen zu können. Oft werden ihnen spezielle Funktionen zugewiesen, d. h. sie sind zuständig für die Beseitigung bestimmter Formen des Leidens wie Krankheit, Kinderlosigkeit, berufliche Erfolglosigkeit usw. Um sich der Hilfe dieser Heilsgestalten zu versichern, hat der Mahāyāna-Buddhismus ein komplexes Ritualsystem entwickelt. Durch Anrufungen, Opfergaben, das Abbrennen von Votivtafeln usw. kann man – oft vermittelt über die Priesterschaft – mit den transzendenten Bodhisattvas in Kontakt treten und deren Hilfe erbitten.

Die rituelle Verhinderung, Beseitigung oder Linderung von Krankheit, Hunger, Armut, Erfolglosigkeit, Kinderlosigkeit usw. werden jedoch gemeinhin als weltliche Angelegenheit betrachtet. Im „konservativeren" Theravāda-Buddhismus wird ein Engagement der Mönche in diesem Bereich der Leidensbekämpfung tendenziell argwöhnisch betrachtet – sofern es sich nicht um allgemeine karitative Tätigkeiten handelt –, insbesondere wenn der Verdacht besteht, entsprechende „Dienstleistungen" würden zum Zwecke materiellen Profits angeboten. Für solche Dinge sind neben Profis vor allem die Götter zuständig, an die man sich in Gebeten wenden kann, um Leid abzuwenden. Lediglich die Heilung von Krankheiten der Mitbrüder gilt als wichtige Aufgabe. Schließlich haben Mönche geradezu die Pflicht, ihren Körper zu pflegen, denn dieser ermöglicht es ihnen einerseits, die Befreiung durch Praxis zu erlangen und andererseits die heilbringende Lehre des Buddha zu bewahren und zu verbreiten.[19]

---

[19] Für nähere Informationen zum Themenkomplex Buddhismus und Krankenheilung siehe Salguero, *Buddhism & Medicine*, Salguero, *Buddhism and Medicine*; Salguero, „Healing and/or Salvation?"; Kleine und Triplett, *Religion and Healing in Japan*, Triplett, *Buddhism and Medicine in Japan*.

Grundsätzlich gilt aber, wie gesagt, dass eine symptomatische Therapie nicht ausreicht – und bei so einer handelt es sich, wenn sie sich auf konkrete Formen des körperlichen oder psychischen Leidens richtet. Sie kann zwar hilfreich sein, um den „Patienten" überhaupt für eine kausale Behandlung der „Grunderkrankung" vorzubereiten, aber angestrebt wird immer die vollständige Beseitigung der Ursachen des Leidens. Und eine solche besteht in der Überwindung aller Anhaftungen an diese unbeständige, nichtige und leidvolle Existenz. Der Kreislauf von Geburt und Tod muss unterbrochen werden, was nur durch „Verlöschen", d. h. die Erlangung des Nirvāṇa möglich ist. So ergeben sich in Kombination mit den „drei Kennzeichen der Wirklichkeit" (s.o.) die „vier „Dharma-Siegel" (dharma-uddāna; auch dharma-mudrā), die gewissermaßen die unhintergehbare Grundlage der gesamten buddhistischen Weltsicht bilden:

1. Alles Gestaltete ist unbeständig (anitya)
2. Alles Gestaltete ist leidvoll (duḥkha)
3. Alles Gestaltete ist substanzlos (anātman, auch nairātmya)
4. Das Nirvāṇa ist Aufhören (nirodha) [des Leides][20]

4.4   Warum müssen Menschen leiden? Buddhismus und das Theodizee-Problem

Nun könnte man sagen, dass die bloße Feststellung der Nichtigkeit und Leidhaftigkeit der irdischen Existenz noch kein prägnantes Alleinstellungsmerkmal des Buddhismus gegenüber anderen Religionen darstellt. Auch im Christentum ist immer wieder vom irdischen Jammertal die Rede, das der Gläubige durch den Einzug in den Himmel zu verlassen hofft. Das eigentlich Besondere am Buddhismus ist, dass sich aus der Feststellung der Leidhaftigkeit der Existenz keine Sinnfrage ergibt. Mit anderen Worten: Der Buddhismus kennt kein Theodizee-Problem, oder wie der große Soziologe Max Weber (1864–1920) meinte: Die indische Karma-Lehre präsentiert die „formal vollkommenste Lösung des Problems der Theodizee"[21] und der Buddhismus im Speziellen bietet „die radikalste Lösung der Theodizee"[22] an.

Warum ist das so? Das Theodizee-Problem taucht – vereinfacht gesagt – immer dann auf, wenn Menschen sich fragen, warum ein als gut, gerecht,

---

[20] Z. B. in der chinesischen Fassung des Ekottara-āgama; Zengyi ahan jing (T02, Nr. 125, S. 639, a5–8).
[21] Weber, Wirtschaft und Gesellschaft, S. 318.
[22] Ebd., S. 319.

liebend, allwissend und omnipotent gedachter Schöpfergott es überhaupt zulässt, dass Menschen leiden. Diese naheliegende Frage stellt sich in den monotheistischen Religionen umso dringlicher, wenn man feststellen muss, dass ein moralisches und gottgefälliges Leben nicht vor Leid schützt und umgekehrt ungläubige, sündige und amoralische Menschen mitunter offenkundig weniger leiden als die Guten. Daraus leitet sich dann fernerhin die Frage nach dem Sinn individuellen Leides ab. Will Gott mir etwas sagen oder mich auf die Probe stellen? Will er sehen, ob mein Glaube stark genug ist, so dass ich auch angesichts größten Leids und offenkundiger Ungerechtigkeit nicht an ihm zweifle?

All diese Fragen stellen sich nicht nur angesichts individuellen Leids. Auch Naturkatastrophen, Kriege oder Epidemien – wie aktuell die SARS-CoV-2-Pandemie – sind für gläubige Christen eine interpretative Herausforderung. Konservative und evangelikale Christen tendieren dazu, beispielsweise die Pandemie als Kollektivstrafe Gottes für begangene Sünden wie Homosexualität, Abtreibung, Promiskuität, Blasphemie oder Unglauben zu deuten. Das Problem bleibt aber das gleiche: Warum hat Gott die Menschen überhaupt so erschaffen, dass sie zur Sünde fähig sind und daher bestraft werden müssen? Führt Gott hier ein grausames Experiment mit seiner eigenen Schöpfung durch?

Bekanntermaßen ist das Theodizee-Problem nie für alle befriedigend gelöst worden. Was bleibt, ist der vage Verweis auf die Unergründlichkeit der göttlichen Vorsehung. Im Buddhismus stellt sich das Problem der Sinnhaftigkeit des Leides allein deshalb nicht, weil er keinen Schöpfergott kennt. Das gleichsam in mechanischer Unerbittlichkeit ablaufende Kausalgesetz der karmischen Vergeltung kommt ohne Legislative, Judikative und Exekutive aus. Jedes Lebewesen ist für seine eigene Existenz selbst verantwortlich. Es ist sein persönliches Karma, d. h. die automatischen Folgen des eigenen intentionalen Handelns, das einen Menschen im Kreislauf von Geburt und Tod gefangen hält und an die leidvolle Existenz kettet. Die Frage, warum gute Menschen mitunter viel mehr leiden müssen als schlechte, kann leicht unter Verweis auf die Nachwirkung schlechten Karmas aus früheren Leben erklärt werden. Ich mag mich in diesem Leben noch so untadelig verhalten; solange mein schlechtes Karma aus früheren Leben nicht aufgebraucht ist, muss ich dennoch mit allerlei Unbill rechnen. Dabei darf nicht aus dem Blick geraten, dass es bei der Bemessung des relativen Leides einzelner Menschen lediglich um graduelle Unterschiede geht. Auch das scheinbar unbeschwerte Leben eines vordergründig glücklichen Menschen – oder eines Gottes – endet mit dem Tod und einer neuen Geburt, womöglich unter wesentlich unangenehmeren Bedingungen. In der Welt, die dem Gesetz der karmischen Vergeltung unterworfen ist, gibt es kein Entrinnen. Leid ist eine Grundkonstituente dieser Welt. Und dass dies so ist, hat niemand zu verantworten, außer den Produzenten des Karmas selbst.

Natürlich ist auch diese „formal vollkommenste Lösung des Problems der Theodizee" nicht in jeder Hinsicht und für alle befriedigend. Ausgeblendet wird hier beispielsweise die Frage des Uranfangs der Karma-Produktion. Der Buddhismus verfügt über keine allgemein gültige und überzeugende Schöpfungslehre oder Kosmogonie. Die Frage nach den Anfängen der Welt und dergleichen wird als nicht heilsrelevant betrachtet. Sich darüber Gedanken zu machen, ist Zeitverschwendung und lenkt von der Dringlichkeit des Problems des Gefangenseins im leidvollen Kreislauf von Geburt und Tod ab. Als Mensch geboren und mit der Lehre des Buddha in Berührung gekommen zu sein, ist ein ausgesprochen seltenes Glück. Die Gelegenheit, die Befreiung vom Leid zu erlangen, ergibt sich womöglich so schnell nicht wieder. Da bleibt keine Zeit für fruchtlose Spekulationen über die erste Ursache aller Existenz, einen ersten unbewegten Beweger und dergleichen.[23]

Das bedeutet nun nicht, dass der Buddhismus keine anspruchsvolle Philosophie hervorgebracht hätte. Im Gegenteil: Es ist eine unüberschaubare Vielzahl von Abhandlungen über philosophische Fragen überliefert. Buddhistische Autoren haben wichtige Beiträge zu den traditionellen „fünf Wissensgebieten" (pañca-vidyā) der indischen Gelehrsamkeit geleistet. Bei diesen Wissensgebieten handelt es sich um

1. Grammatik und Linguistik (śabda-vidyā);
2. Fertigkeiten und Handwerk, wie Mathematik (śilpakarma-sthāna-vidyā);
3. Medizin (cikitsā-vidyā)[24];
4. Logik und Erkenntnistheorie (hetu-vidyā);
5. Psychologie, Selbstkultivierung und Selbsterkenntnis (adhyātma-vidyā), wobei es sich nach buddhistischer Lesart bei diesen höchsten „inneren Wissenschaften" um den Inhalt der buddhistischen Schriften handelt, der in letzter Konsequenz immer auf die Heilserlangung abzielt.

---

[23] Ein schönes Beispiel für die Vielfalt und relative Bedeutungslosigkeit kosmogonischer Spekulationen im Buddhismus liefert der berühmte chinesische Mönch Yijing in der Einleitung zu dem Bericht über seine Reise nach Indien zwischen 671 und 695. Yijing, *A Record of the Buddhist Religion*, S. 1–3.

[24] Der Buddhismus hat sich mit verschiedenen Gebieten der Medizin beschäftigt, siehe auch die Literatur von Pierce Salguero. Der chinesische Mönch Yjing (635–713), der sich viele Jahre in buddhistischen Klöstern in Indien aufgehalten hat, berichtet z. B. von acht praktizierten medizinischen Bereichen.

Was hier weitgehend fehlt, sind die philosophischen Disziplinen Ontologie (Lehre des Seins) und Kosmologie (Lehre von der Welt). Zwar haben sich Buddhisten auch über ontologische und kosmologische Probleme Gedanken gemacht. Diese standen jedoch immer unter „Soteriologie-Vorbehalt". Die Grundkonstituenten der empirischen Welt oder elementaren Daseinsfaktoren (*dharma*) wurden primär mit Blick auf deren Einfluss auf die Heilserlangung analysiert, katalogisiert und kategorisiert. Ebenso wird der Kosmos vorrangig unter der Perspektive einer Unterscheidung von Wiedergeburtsbereichen und den darin vorherrschenden Bedingungen für die Heilserlangung, d. h. die Leidensüberwindung, betrachtet. Physische Räume fallen hier teilweise mit Bewusstseinszuständen zusammen: In die diversen hierarchisch geordneten Himmel kann man entweder geboren werden oder im Zustand meditativer Versenkung gelangen.[25] Einen weithin anerkannten kosmogonischen Mythos oder eine konsensfähige Theorie der Weltschöpfung sucht man vergebens. In frühbuddhistischen Texten findet man zwar eine dem Buddha zugeschriebene Lehrrede über die Anfänge eines Weltzeitalters und die Evolution der physischen und der sozialen Welt. Die Entstehung und Zerstörung der Welt erfolgen aber zyklisch wiederkehrend, und über den Anfang des Zyklus schweigt sich der Buddha aus.[26]

4.5 Schlussfolgerung

Für den Menschen ist also allein entscheidend zu akzeptieren, dass das Leben in der Welt leidvoll ist, zu verstehen, was die Ursache des Leidens ist und wie der Mensch das Leid überwinden kann, um schließlich den Weg des Buddha zu gehen, der zur endgültigen Befreiung vom Leid führt. Für kosmogonische Spekulationen und ontologische Denkspiele bleibt da keine Zeit.

Abkürzungen
Chin. = Chinesisch
Jap. = Japanisch
P. = Pāli
Skt. = Sanskrit

---

[25] Im Buddhismus wird davon ausgegangen, dass sich um eine Weltachse herum (genannt der Berg Sumeru) und darüber diverse Himmel schichten). Je höher der jeweilige Himmel positioniert ist, desto länger ist z. B. die Lebensdauer der Menschen, die dort hineingeboren werden.
[26] Collins, *The Discourse*, S. 301–393.

T = Takakusu Junjirō 高楠順次郎 und Watanabe Kaikyoku 渡邊海旭, Hrsg., *Taishō shinshū daizōkyō* 大正新脩大藏經. 100 Bände. Tokyo: Taishō Issaikyō Kankōkai, 1924–1934.

Literatur

Collins S (1993) The discourse on what is primary (Aggañña-Sutta): an annotated translation. J Indian Philos 21(4):301–393

Freiberger O, Kleine C (2015) Buddhismus: Handbuch und kritische Einführung, 2., durchges. Aufl. (1. Aufl. 2011). Vandenhoeck & Ruprecht, Göttingen

Kleine C, Triplett K (2012) Religion and healing in Japan. Jpn Relig 37(1–2):1–12

Klimkeit H-J (1990) Der Buddha: Leben und Lehre. Kohlhammer, Stuttgart et al

Kusalagnana T. Mudagamuwe Maithrimurthi und Trätow, Thomas (Übers.), „Die große Lehrrede über die Ursachen.". https://suttacentral.net/dn15/de/kusalagnana-maitrimurti-traetow. Zugegriffen am 14.08.2020.

Mylius K (1991) Gautama Buddha: Die vier edlen Wahrheiten, Texte des ursprünglichen Buddhismus (3. Aufl. Literatur, Philosophie, Wissenschaft). Deutscher Taschenbuch Verlag, München

Salguero C (2014) Pierce, „Buddhism & medicine in East Asian history". Religion Compass 8(8):239–250

Salguero C (Hrsg) (2017) Buddhism and medicine: an anthology of Premodern sources. Columbia University Press, New York

Salguero C (2018) Healing and/or salvation? The relationship between religion and medicine in Medieval Chinese Buddhism. Working paper series of the HCAS multiple secularities – beyond the West, Nr. 4

Strong JS (2001) The Buddha: a short biography. One World, Oxford

Triplett K (2020) Buddhism and Medicine in Japan: A Topical Survey (500–1600 CE) of a Complex Relationship. Religion and Society 81. de Gruyter, Berlin/Boston

Waldschmidt E (1929) Die Legende vom Leben des Buddha. Wegweiser Verlag, Berlin

Weber M (1985 [1922]) Wirtschaft und Gesellschaft: Grundriss der verstehenden Soziologie, 5. Aufl. J.C.B. Mohr (Paul Siebeck), Tübingen

Yijing (1998) A record of the Buddhist religion as practised in India and the Malay Archipelago (AD 671–695). Unter Mitarbeit von Junjirō Takakusu, (reprint; 1. Aufl. 1896). Munshiram Manoharlal, New Delhi

5

Menschliches Leid – Perspektiven der Medizin und Psychologie/Psychotherapie

Theodor Junginger, Monika Seibert-Grafe
und Tanja Zimmermann

Inhaltsverzeichnis

T. Junginger (✉)
Medizinische Gesellschaft Mainz e.V.,
Mainz, Deutschland
e-mail: Junginger@uni-mainz.de

M. Seibert-Grafe
Medizinische Gesellschaft Mainz e.V.,
Mainz, Deutschland
e-mail: seibertg@uni-mainz.de

T. Zimmermann
Klinik für Psychosomatik und Psychotherapie, Medizinische Hochschule Hannover,
Hannover, Deutschland
e-mail: Zimmermann.Tanja@mh-hannover.de

M. Dreyer et al. (Hrsg.), *Menschliches Leid - Perspektiven der Philosophie und Theologie, des
Buddhismus und der Medizin*, https://doi.org/10.1007/978-3-662-63085-3_5

5.1 Medizin und Menschliches Leid

Theodor Junginger, Monika Seibert-Grafe
unter Mitwirkung von Karin Kolbe

5.1.1 Einleitung

Im berechtigten Streben des Menschen nach Glück und Zufriedenheit ist Leid nicht vorgesehen. Es kommt unerwartet, trifft den Menschen unvorbereitet und führt zu einer Erschütterung, die je nach Ausmaß eine existenzielle Krise, mitunter eine langdauernde Beeinträchtigung seines Lebens, auch den Tod zur Folge haben kann. Von der Medizin wird Heilung, Wiederherstellung der körperlichen und seelischen Integrität, zumindest Linderung erwartet. Dank der Fortschritte der Medizin und dank der proklamierten Ziele eines mit großem Aufwand betriebenen hochkomplexen Gesundheitssystems sind diese Erwartungen mehr denn je berechtigt. Die durchschnittliche Lebenserwartung ist kontinuierlich angestiegen und beträgt 80 Jahre mit steigender Tendenz (Abb. 5.1).

Krankheit und Leid, Sterben und Tod werden nicht mehr als schicksalsmäßiger Teil des Lebens empfunden, sondern als behandelbar und vermeidbar. In der Konsequenz wird die Fähigkeit, ein menschliches Leben von nor-

Lebenserwartung bei Geburt
in Jahren

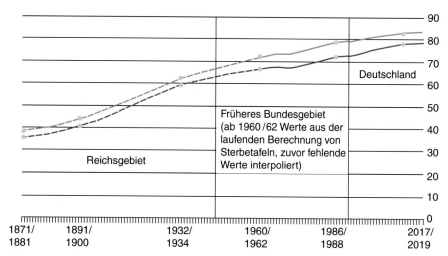

- Werte von ausgewählten allgemeinen Sterbetafeln für den betreffenden Zeitraum
- Männer ■ Frauen

© ⓁⓁ Statistisches Bundesamt (Destatis), 2020

Abb. 5.1 Lebenserwartung bei Geburt

maler Länge zu leben, nicht vorzeitig zu sterben oder zu sterben, bevor das Leben so reduziert ist, dass es nicht mehr lebenswert ist, als Ziel der Politik gesehen (Nussbaum 1999).

Die meisten Erkrankungen heilen mehr oder weniger schnell spontan aus und ärztliche Maßnahmen erstrecken sich auf die Beschleunigung dieses Prozesses (Gross und Löffler 1997). Im Folgenden sollen Aspekte der somatischen Medizin im Umgang mit schwerwiegenden, die Lebensführung und Lebensqualität beeinflussenden Erkrankungen, dargestellt werden. Die Sicht der Psychologie und Psychotherapie wird im nachfolgenden Kapitel besprochen.

5.1.2 Definition des Leids

Leid ist eine subjektiv empfundene seelische oder körperliche Belastung als Folge eines negativen Lebensereignisses. Leid in der Medizin resultiert aus körperlichen und seelische Erkrankungen oder Verletzungen, Gesundheitsstörungen und Gebrechen. Das Leid kann eine umschriebene Zeitspanne umfassen, vom Eintritt der Erkrankung bis zu deren Heilung, Leid kann aber auch den Kranken lebenslang begleiten, wenn Heilung der Krankheit und Wiederherstellung der Gesundheit nicht möglich sind. Jedoch ist nicht jeder Leidende krank und nicht jeder Kranke leidet (H.E. Bock zitiert in Gross und Löffler 1997).

5.1.3 Hochleistungsmedizin

Die Medizin hat in den letzten Jahren einen hohen Grad der Perfektionierung erreicht, dies betrifft insbesondere die Diagnostik und Therapie, aber auch die Prävention und die Palliativmedizin. Gründe hierfür sind ein enormer Wissenszuwachs zum Krankheitsgeschehen, zum Verlauf von Erkrankungen oder zum Einfluss von Behandlungsmaßnahmen sowie weitreichende Innovationen bei Arzneimitteln und in der Medizintechnik.

In der Diagnostik erlaubt die flächendeckende Verfügbarkeit bildgebender Verfahren wie Ultraschall, Computertomografie und Magnetresonanztomographie sowie invasive Methoden wie beispielsweise die Herzkatheter-Untersuchung eine immer schnellere und differenziertere Abklärung akuter Notsituationen und klinischer Symptome. Weitere Entwicklungen der letzten Jahre sind sogenannte Biomarker, etwa molekulargenetische Verfahren, die es z. B. erlauben, Tumore zu klassifizieren und die Prognose genauer zu bestimmen („genetic profiling"). Diese Analysen eröffnen auch die Möglichkeit, Krankheiten entsprechend ihrer molekularbiologischen Charakteristik individuell gezielt zu behandeln, was als individualisierte Medizin oder Präzisionsmedizin bezeichnet wird (Stellungnahme der Bundesärztekammer 2020). In der Tumortherapie, aber auch in anderen Bereichen führen diese Behandlungsverfahren zu einer deutlichen Verbesserung der Heilungschancen. Dazu gehören die allogene Stammzelltransplantation und die sog. CART-T-Zellen (Chimeric Antigen Receptor T Cells), gentechnische veränderte T-Lymphozyten, die sich spezifisch an ein tumorrelevantes Antigen von Tumorzellen binden und dieses ausschalten. Für dieses Verfahren werden die Lymphozyten aus dem Blut des Patienten entnommen, aufbereitet und dem Patienten wieder als „lebendes Krebsmittel" zugeführt. Bei bestimmten Formen von Leukämien (Blutkrebs) ist dies so wirksam, dass von einer der wichtigsten und erfolgversprechendsten Entwicklungen der letzten Jahre gesprochen wird.

Behandlungsverbesserungen wurden nicht nur durch immer gezielter wirkende Medikamente, sondern auch durch Verbesserung im operativen Bereich erreicht. Die chirurgische Therapie ist mehr und mehr Teil eines interdisziplinären Behandlungskonzeptes, das bereits präoperativ zwischen den medizinischen Fachgebieten abgestimmt wird. Die Ergebnisse der prä-operativen bildgebenden Diagnostik werden in den Operationsablauf einbezogen, die Operationsverfahren dem Krankheitsstadium angepasst und nach Möglichkeit der Funktions- und Organerhalt angestrebt.

Technische Weiterentwicklungen erweitern das Behandlungsspektrum. Die Möglichkeit die Nierenfunktion durch Hämodialyse, die Lungenfunktion durch differenzierte Beatmungsmethoden zeitweise zu überbrücken, Gelenke durch Prothesen zu ersetzen gehört ebenso zum Standard der medizinischen Versorgung wie Kunststofflinsen für die Augen und Cochlea-Implantate als Ersatz für das erkrankte Innenohr. Dies trifft auch für Verfahren zu, die direkt in die Funktion eines Organs eingreifen, wie ein Herzschrittmacher, die tiefe Hirnstimulation bei Morbus Parkinson oder Eingriffe in das Reizleitungssystem des Herzens bei Rhythmusstörungen.

Der Trend zu einer Miniaturisierung des Zugangs zum erkrankten Organ begann in der Chirurgie mit der Entwicklung der minimal-invasiven Chirurgie (sog. Schlüssellochchirurgie) und setzt sich in anderen Gebieten fort. Über die Punktion einer Arterie und mit Hilfe von speziellen Kathetern lassen sich Engstellen der Gefäße nicht nur diagnostizieren, sondern auch beseitigen oder durch Stents überbrücken, sogar die Implantation von Herzklappen ist auf diesem Wege möglich. Auch die Endoskopie des Magen-Darm-Trakts ermöglicht Interventionen, wie die Entfernung von Polypen, das Stillen von Blutungen oder die Überbrückung von Engstellen im Darm. Durch den Verzicht auf große Operationen in diesen Situationen reduziert sich die Belastung für den Patienten.

Zu den Fortschritten in der Prävention gehört die Entwicklung von neuen Impfstoffen wie gegen Hepatitis A und B sowie Herpes zoster (Seibert-Grafe 2019). Des Weiteren wurde die Schmerztherapie differenzierter und Palliativeinrichtungen sind nahezu flächendeckend etabliert.

Leitlinien legen den Standard von Diagnostik und Therapie von Erkrankungen fest, um die bestmögliche Versorgung der Bevölkerung sicherzustellen. Qualitätssichernde Maßnahmen erfassen und vergleichen die Behandlungsergebnisse und sind Anlass für Verbesserungen.

Die Medizin ist durch all diese Maßnahmen sicherer und effektiver geworden mit der Folge, dass sich die Prognose vieler Erkrankungen verbessert hat. Bei den akuten Erkrankungen ging die Sterblichkeit bei Herzinfarkt (Abb. 5.2), Schlaganfall (Abb. 5.3a, b) und Lungenembolie (Keller et al. 2020) deutlich zurück. Auch bei chronischen Erkrankungen hat sich die Sterblichkeit vermindert, so beim Bluthochdruck, bei Herz- und Gefäßerkrankungen (Abb. 5.4), bei chronischen Nierenerkrankungen (Neild 2017) und Diabetes mellitus (Preis et al. 2009; Harding et al. 2016). Magen- und

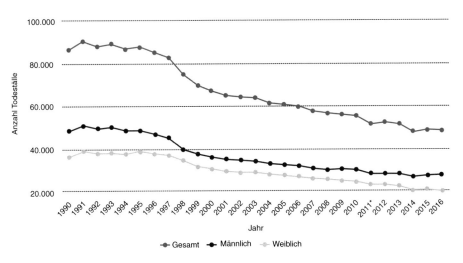

Abb. 5.2 Todesfälle aufgrund von Herzinfarkten in Deutschland nach Geschlecht 1990–2016 (Deutsche Gesellschaft für Thorax-, Herz- und Gefäßchirurgie; Deutsche Gesellschaft für Kardiologie; Deutsche Herzstiftung 2020)

Zwölffingerdarmgeschwüre, die früher immer wieder rezidivierten, Komplikationen verursachten und der operativen Therapie bedurften, wurden nach Entdeckung des ursächlichen Keims Helicobacter pylori im Jahr 1983 durch Antibiotika heilbar. Die Entdecker Marshall und Warren erhielten dafür 2005 den Nobelpreis. Erfolge zeichnen sich auch in der Onkologie ab, zumindest können die Überlebenszeiten bei vielen Tumoren deutlich verlängert werden.

Die Medizin mit ihren vielfältigen Möglichkeiten kann eine Vielzahl von Erkrankungen heilen oder wenigstens die Schwere der Erkrankung lindern und damit Leid mindern, wenngleich Leid infolge von Krankheiten damit nicht gänzlich beseitigt ist.

5.1.4   Hochleistungsmedizin und dennoch Leid

Die Gründe hierfür liegen teilweise in der Medizin selbst. Meldungen über die Erfolge der Medizin lassen oft vergessen, dass jede Behandlung auch zu Komplikationen und einer Verschlechterung des Krankheitsverlaufs führen kann. Therapeutische Maßnahmen können mit Nebenwirkungen oder Folgen verbunden sein, die langfristig die Lebensqualität beeinflussen, beispielsweise eine Chemotherapie oder auch operative Eingriffe. So ist bei Krebs des Enddarms in vielen Fällen Heilung ohne Anlage eines künstlichen Darmausgangs möglich, die Patienten leiden jedoch oft viele Jahre an Funktionsstörungen und Stuhlinkontinenz. Immer wieder gibt es Unter-

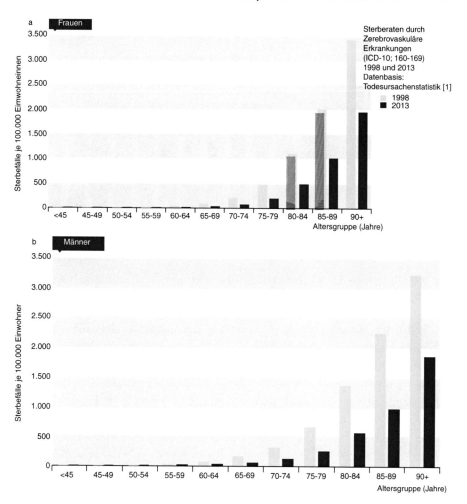

Abb. 5.3 a, b Vergleich der Sterberaten zerebrovaskulärer Erkrankungen 1998 und 2013 bei Frauen (**a**) und Männern (**b**) in Abhängigkeit vom Lebensalter. (Statistisches Bundesamt 2014)

suchungen, die in einzelnen Bereichen der Medizin eine Überversorgung nachweisen (Spotlight Gesundheit 2019). Nicht-notwendige Maßnahmen werden durchgeführt oder es kommen Maßnahmen zur Anwendung, deren Schaden den Nutzen übersteigt. Hochleistungsmedizin wird insbesondere in Kliniken erbracht und genau hier entwickeln sich Krankenhauskeime, die zu schwerwiegenden nosokomialen (im Krankenhaus erworbenen) Infektionen führen können. Der Hochleistungsmedizin wird auch Inhumanität zugeschrieben, auch dies kann Grund für Leid sein, wenn auch auf einer anderen Ebene.

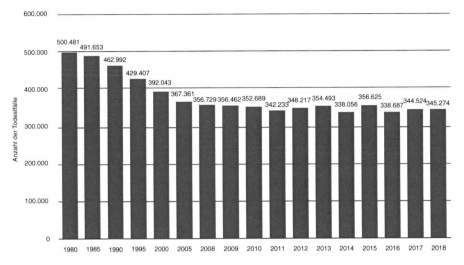

Abb. 5.4 Todesfälle durch Herz-Kreislauf-Erkrankungen in Deutschland 1980–2018. (Statistisches Bundesamt 2020)

Leid in der Medizin resultiert auch aus der Tatsache, dass für viele Erkrankungen keine oder nur unzureichende Kenntnisse zur Krankheitsursache und den Krankheitsmechanismen vorliegen und deshalb keine kausale Therapie zur Verfügung steht. Die COVID-19- Pandemie zeigt deutlich die Ohnmacht der Medizin, aber auch deren Macht. Der ursächliche Erreger ist bekannt, noch fehlt eine wirksame Therapie und der Erfolg der Impfungen muss erst noch nachgewiesen werden, so dass vorbeugende Maßnahmen zum Einsatz kommen, die auf Empfehlung medizinischer Experten veranlasst werden – mit gravierenden Folgen für den Einzelnen und die Gesellschaft. Heilbar sind bestimmte Infektionskrankheiten, wenn der Erreger identifiziert und durch Medikamente gezielt ausgeschaltet werden kann und keine sekundären Krankheitsfolgen aufgetreten sind. Heilbar sind auch Erkrankungen, bei denen die Krankheitsursache beseitigt werden kann – die Entfernung der Gallenblase beseitigt das Gallensteinleiden. Geschwulsterkrankungen sind heilbar, wenn der Tumor gutartig ist oder bei Bösartigkeit im frühen Stadium entfernt werden kann. Abb. 5.5 zeigt, dass bei Männern Krebserkrankungen und Sterberate (durch vermindertes Rauchen) rückläufig sind, während bei Frauen Krebserkrankungen eher zugenommen haben bei unveränderter Sterberate. Die bislang ungeklärten Mechanismen des Rezidivs und der Fernmetastasierung schränken die Heilungschancen ein, sodass häufig nur eine Verlängerung des Überlebens möglich ist. Für den Patienten bedeutet dies oft die Notwendigkeit einer Langzeitbehandlung mit Nebenwirkungen, häufigen

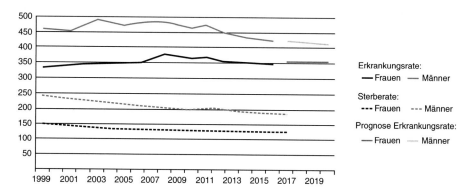

Abb. 5.5 Altersstandardisierte Erkrankungs- und Sterberate bei Männern und Frauen mit Krebs in Deutschland von 1999 bis 2016/17 mit Prognose bis 2020 (Krebs in Deutschland für 2015/2016, 12. Ausgabe, Robert Koch Institut (Abb. 3.1.1a)

Kontrolluntersuchungen, Unsicherheit über den Behandlungserfolg und bei einem Rückfall oder Fortschreiten der Erkrankung eine erneute, gegebenenfalls aggressivere Therapie.

Auch bei vielen anderen chronischen Krankheiten ist eine kausale Therapie bisher nicht verfügbar und die Behandlung richtet sich auf die Beseitigung von Symptomen, die Verlangsamung des Krankheitsverlaufs und die Vermeidung gravierender Krankheitsfolgen. Zur Behandlung eines Bluthochdrucks stehen eine Reihe wirksamer Medikamente zur Verfügung, die Krankheitsursache beseitigen sie nicht und der Patient bedarf der lebenslangen Therapie. Bei einem Diabetes mellitus kann durch optimale Einstellung des Blutzuckers das Risiko von Folgeerkrankungen vermindert werden, auch dieser Patient bedarf der lebenslangen medizinischen Betreuung. Täglich erkranken in Deutschland etwa 900 Patienten an Demenz Deutsche Alzheimer Gesellschaft e.V., 2020 (siehe auch Änderung bei den Literaturstellen). Durch Vorsorgemaßnahmen, kann das Auftreten verzögert werden, eine Heilung bei manifester Erkrankung gibt es derzeit nicht und die Therapie richtet sich auf die Beeinflussung der kognitiven und psychischen Einschränkungen.

Durch Frühdiagnostik chronischer Erkrankungen lassen sich oft gravierende Folgen vermeiden, der Patient ist jedoch nicht von seiner Erkrankung geheilt und bleibt -dank und trotz aller Fortschritte der Medizin – ein chronisch Kranker, der lebenslanger medizinischer Betreuung und häufig auch der Hilfe seines Umfelds bedarf.

Nicht unerwähnt als Ursache von Leid soll das menschliche Verhalten bleiben, der gesunde Mensch, der sich gesundheitsschädigenden Einflüssen aussetzt. Alkohol, Rauchen und Übergewicht führen zu den sogenannten

Zivilisationserkrankungen, die bei entsprechendem Verzicht vermeidbar sind. Aufklärungsmaßnahmen haben nur beschränkten Erfolg. Sie scheitern an der Struktur des Menschen, an seiner kognitiven Dissonanz, die zwar weiß was gesund ist, dies aber oft genug verdrängt (Wolff 1983).

5.1.5 Bedeutung der Wissenschaft in der Medizin

Die ungeklärten Rätsel vieler Erkrankungen treiben die Wissenschaft an, diese immer weiter zu entschlüsseln. Ziele sind die Weiterentwicklung des Wissens („to know what") und der Behandlungsmöglichkeiten („to know how"). Die in der Grundlagenforschung entdeckte und vor kurzem mit dem Nobelpreis ausgezeichnete Möglichkeit, gezielt in die Genstruktur einzugreifen (CRISPR/Cas „Genschere") wird auch im medizinischen Bereich zur Entwicklung gänzlich neuer Behandlungsmöglichkeiten führen. Medizinische Wissenschaft erfolgt auf vier Ebenen, in der Grundlagenforschung, wo insbesondere zell-und molekularbiologische Vorgänge untersucht werden, im Tierexperiment, das pathophysiologische Zusammenhänge klärt, in der klinischen Forschung, in der vorwiegend mit klinischen Studien Neuentwicklungen am Menschen überprüft werden und in der Versorgungsforschung, die Wirksamkeit und Nebenwirkungen in der breiten Bevölkerung untersucht. Die translationale Medizin fördert die rasche Umsetzung von Konzepten und Daten der Grundlagenforschung in klinische Studien am Patienten, was meist unter Mitwirkung industrieller Partner erfolgt.

Aufgabe klinischer Studien ist der Nachweis der Wirksamkeit und Sicherheit von Innovationen, um auf der Basis dieser Daten den Nutzen für den Patienten zu bewerten. Innovationen können neue oder verbesserte Arzneimittel, Medizinprodukte oder Diagnostika sein. Endpunkte der klinischen Studien sind z. B. Heilung, Rezidiv, Überleben, Komplikationen oder Lebensqualität. Dabei wird nicht nur das „Risk-Benefit-Verhältnis", sondern auch das Kosten-Nutzenverhältnis analysiert. Nur wenn sich dabei ein patienten-relevanter Nutzen oder Mehrwert zeigt, kann von einem Fortschritt die Rede sein, der zur Zulassung und Kostenerstattung führt und damit zu einer breiten Anwendung berechtigt.

Kontrollierte klinische Studien sind in ihrer Bedeutung für den klinischen Alltag limitiert, weil die untersuchten Patientengruppen genauen Ein- und Ausschlusskriterien unterliegen, also homogen sind im Vergleich zu Patienten in der klinischen Praxis, die z. B. Begleiterkrankungen haben, die bei den Studienpatienten ausgeschlossen waren. Die Unterschiede zwischen einer homogenen Studiengruppe und der heterogenen Patienten im klinischen Alltag versucht die Versorgungsforschung zu klären, um damit letztlich den Nutzen einer Innovation für alle erkrankten Patienten nachzuweisen.

5.1.6 Rolle des Arztes

Dem Arzt kommt bei der Behandlung von Krankheiten und der Bewältigung des Leids zentrale Bedeutung zu. Seine Aufgaben umfassen die Diagnosestellung, die Wahl der Behandlung, deren Durchführung, die Nachsorge und die Beobachtung des Verlaufs und setzen fachliche Kompetenz voraus. Die Komplexität vieler Erkrankungen bringt es mit sich, dass mehrere Disziplinen an Diagnostik und Therapie beteiligt und mitverantwortlich sind. Der Erfolg der Behandlung wird damit nicht nur von der Qualität der einzelnen Ärzte bestimmt, sondern auch von der Güte der Zusammenarbeit der beteiligten Disziplinen. Für alle beteiligten Ärzte bilden die ethischen Prinzipien den Rahmen für ihr Handeln.

Ethische Prinzipien

De ethischen Prinzipien werden teilweise auf die Antike zurückgeführt und Hippokrates von Kos (um 460 v.Chr. – um 370 v.Chr.) zugeschrieben. Danach stehen bei allen ärztlichen Maßnahmen die Vermeidung eines Schadens („primum nil nocere") und das Wohl des Patienten („salus aegroti suprema lex") im Vordergrund. Über dem Primat des Patientenwohls steht das Selbstbestimmungsrecht des Patienten, der letztlich über jede Maßnahme entscheiden und nach Aufklärung seine Zustimmung geben muss („voluntas aegroti suprema lex"). Alle drei Prinzipien stellen den einzelnen Patienten in den Vorder- und Mittelpunkt ärztlichen Handelns. Das vierte ethische Grundprinzip ist die (soziale) Gerechtigkeit, Gleiches für Gleiches. Diese Prinzipien stehen nicht selten in Konflikt zueinander. Der Nutzen einer Maßnahme ist gegen den Schaden sowohl bei Durchführung wie bei Unterlassung abzuwägen (Gross und Löffler 1997), wobei der Nutzen sich u. a. auf kurz- oder langfristiges Überleben, die Symptomenkontrolle oder die Lebensqualität bezieht und der Schaden von Nebenwirkungen, Komplikationen, Behinderungen und Einschränkung der Lebensqualität bis zum Tod reichen kann.

Grundzüge der Behandlung

Jede Entscheidung zur Diagnostik und jede Behandlung sollte rational begründet und nachvollziehbar sein aufgrund der tradierten und der eigenen Erfahrung des Arztes bzw. der beteiligten Ärzte sowie aufgrund des vorhandenen Wissens, das auf den Ergebnissen der klinischen Forschung beruht. Jedoch kann nicht jede medizinische Maßnahme mit Studienergebnissen belegt werden. Dies ist entbehrlich, wenn sich der Nutzen aus den vorliegenden Erfahrungen zweifelsfrei ergibt (Erfahrungsevidenz). Die Entscheidung zu medizinischen Maßnahmen für den einzelnen Patienten nach der bestmöglichen Evidenz – sei es aufgrund der klinischen Erfahrung und/ oder den Ergebnissen klinischer Studien – wird als (nachweisorientierte) evidenzbasierte Medizin bezeichnet (Sackett et al. 1996). Dabei soll die für den einzelnen Patienten mit seiner Erkrankung, seinen Vorstellungen und Wünschen optimale Therapie gefunden werden.

Behandlungsleitlinien beinhalten Behandlungsempfehlungen für Ärzte. Sie sollen sicherstellen, dass jeder Patient die aktuell bestmögliche Therapie erhält. Es sind Empfehlungen, von denen abgewichen werden kann und muss, wenn das Wohl des Patienten dies erfordert. In der Therapie solider Tumoren können sich Operation, Strahlentherapie und Chemotherapie in ihrer Wirkung potenzieren und damit die Heilungschance vergrößern. Eine solche „Maximaltherapie" ist jedoch belastend und hat erhebliche Nebenwirkungen. Insbesondere bei älteren Patienten mit weiteren Erkrankungen kann ein Verzicht auf diese Kombination erforderlich sein, um das Behandlungsrisiko zu begrenzen. Andererseits ist es möglich, dass bei fortgeschrittener Erkrankung, zum Beispiel bei einem Tumorleiden, nach Ausschöpfung aller bestehenden Möglichkeiten, eine neue erfolgversprechende Maßnahme, für die noch keine umfangreichen Studienergebnisse und keine Leitlinienempfehlung vorliegen, im Einzelfall im Sinne eines Heilversuchs zur Anwendung kommt.

Wo behandelt wird und wer behandelt, ist von der jeweiligen Situation abhängig. Der niedergelassene Allgemeinarzt ist meist die erste Anlaufstelle, die die Weichen für das weitere Vorgehen stellt. Die Differenzierung der Medizin bringt es mit sich, dass in die Diagnostik und Behandlung komplexer Erkrankungen Spezialisten eingebunden sind, die in Zentren zusammenarbeiten, in denen entsprechende Erfahrung mit dem Krankheitsbild vorliegt, alle Behandlungsmöglichkeiten verfügbar sind und auch neueste Entwicklungen berücksichtigt werden. Die zentral begonnene oder erfolgte Behandlung wird wann immer möglich dezentral ambulant fortgesetzt und im

Zentrum überprüft und modifiziert. Das derzeitige Medizinsystem ist darauf ausgerichtet, sein gesamtes Potential zur Anwendung zu bringen. Dementsprechend kann das medizinische Interesse am Patienten abnehmen, je mehr sich der Patient dem Endstadium seiner Erkrankung nähert und „man nichts mehr machen kann". Und dennoch und gerade dann kann in diesem Stadium viel für den Patienten getan werden. Die Palliativmedizin widmet sich dieser Aufgabe und die umfangreiche Förderung der letzten Jahre sollte dazu führen, dass der Patient auch am Ende seines Leidens eine angemessene ärztliche Fürsorge erhält.

Entscheidungen unter Risiko und Unsicherheit

Jede diagnostische und therapeutische Maßnahme ist mit Risiken und Unsicherheit (bezogen auf das Ergebnis) verbunden, weil die Reaktion des einzelnen Patienten nicht mit Sicherheit vorhergesagt werden kann. Trotz aller vorbeugenden Maßnahmen lassen sich Komplikationen nicht gänzlich vermeiden. Die Voraussage des Ergebnisses einer Maßnahme ist nur mit Einschränkungen möglich, weil sich aus Studiendaten nur die Wahrscheinlichkeit eines Erfolgs oder Misserfolgs errechnen lässt. Mit hoher Wahrscheinlichkeit wird ein Patient mit einer perforierten Blinddarmentzündung ohne Operation nicht überleben, so dass die Indikation zur Operation eindeutig ist. Oft ist das Ergebnis weniger eindeutig vorhersehbar und erst im Nachhinein kann die Richtigkeit einer Maßnahme beurteilt werden.

Arzt und Patient

Die Konzentration ärztlicher Tätigkeit auf die Behandlung der Erkrankung, die erforderliche Aufteilung der Zuständigkeiten und Zeitmangel infolge ökonomischer Zwänge lassen oft vergessen, dass für die Bewältigung des Leids nicht nur die Beseitigung der Erkrankung, sondern auch der Umgang des Arztes mit den Sorgen und Ängsten des Patienten, die ihn selbst, seine Familie, sein soziales und berufliches Umfeld betreffen, von großer Bedeutung sind. Der Patient erwartet eine hoch qualifizierte Medizin, gleichzeitig erwartet er, dass diese Spezialisten ihn als Mensch, als Mit-Menschen sehen und nicht übersehen. Diese soziale, mit-menschliche Kompetenz verlangt Interesse und Aufmerksamkeit für den Patienten – das Gegenteil wäre Gleichgültigkeit ihm gegenüber – und ist Voraussetzung, um sich in den Patienten hinein-zu versetzen und hineindenken zu können (Empathie), um mit und für ihn die richtigen Entscheidungen zu treffen, ihn zu leiten und zu begleiten. Die „Einfühlung" als Werkzeug zum Verstehen der Patienten wurde von Sigmund Freud in die Psychoanalyse eingeführt. Das Hineinversetzen in den anderen Menschen, war für ihn unverzichtbar, das Theoretisieren sollten seine Studenten anderen überlassen (Wittels 1931).

Das Interesse am Patienten findet seinen Ausdruck im Gespräch des Arztes mit dem Patienten. Aus der Beobachtung und dem Zuhören ergeben sich das individuell spezifische Bild des Patienten, das Verstehen und das Verständnis für den Kranken. Dem entsprechend wird der Arzt das Gespräch so gestalten, dass auch der Patient ihn verstehen kann. Die Information sollte offen, sachlich, realistisch und verständlich sein, weder bagatellisieren noch Sachverhalte verheimlichen oder Hoffnungslosigkeit vermitteln. Der Patient benötigt auch in hoffnungsloser Situation eine Perspektive, um sein existenzielles Leid auszuhalten. Nicht selten bestehen mehreren Therapieoptionen. Die Kunst des Arztes besteht darin, die für den jeweiligen Patienten am besten geeignete auszuwählen. Der Arzt wird die verschiedenen Möglichkeiten aufzeigen und abwägen, den Patienten beraten und versuchen, ihn vom Nutzen der aus ärztlicher Sicht sinnvollsten Behandlung zu überzeugen, ohne ihn zu überreden. Sollte der Patient eine als sinnvoll erachtete Therapie ablehnen, wird der Arzt dies akzeptieren. Nicht selten wünschen Patienten Behandlungen, die für sie ohne Nutzen sind. Auch davon muss der Patient überzeugt werden.

Das Gespräch schafft die Basis für das Vertrauen des Patienten in den Arzt und seine Behandlung. Dieses Vertrauen des Patienten muss sich der Arzt immer wieder von neuem erarbeiten. Es bildet die Basis für den mitunter langen, komplikationsreichen Weg der Behandlung. Gerade bei chronischen und rezidivierenden Erkrankungen mit Hoffnungen, Erwartungen und vielen Enttäuschungen soll der Arzt ein kenntnisreicher, anteilnehmender sowie verlässlicher Ratgeber für den Patienten sein und ihm Halt und Zuversicht vermitteln. Marie von Ebner–Eschenbach (1830–1916) hat dies mit einfachen Worten formuliert: *Liebe jeden Menschen, der Kranke und Leidende aber sei Dein Kind,* hinweisend auf die stärkste Kraft zur Bewältigung von Leid, die Liebe.

Die Frage nach dem Sinn des Leids kann der Arzt nicht beantworten. Für ihn gehört das Leid zur menschlichen Natur, wie das Ein- und Ausatmen, wie die Ebbe zur Flut. Aufgabe des Arztes ist es, für den Patienten eine Perspektive zu entwickeln, die es ihm ermöglicht, Krankheit und Leid zu überwinden oder zumindest zu ertragen. Dennoch kann der einzelne Patient in seinem Leid Sinn finden, u. U. mit Hilfe der Psychotherapie, aber auch der Philosophie, Theologie und der Spiritualität (Hauser 2004).

Umgang mit Sterben und Tod

Sowohl der Ort, wie auch der Zeitpunkt und letztlich auch die Art des Sterbens sind viel weniger als früher vom Verlauf der Erkrankung, sondern von Entscheidungen abhängig, wie und in welcher Form medizinische Möglichkeiten eingesetzt werden. Dies hat zu intensiven Diskussionen über die Möglichkeiten, Aufgaben und Grenzen der Medizin und die Rolle des Arztes geführt. Der Tod wird vielfach als Niederlage empfunden, er wird gehasst und mit allen medizinischen Möglichkeiten bekämpft.

Grundsätzlich liegt die Entscheidung für oder gegen medizinische Maßnahmen auch am Ende des Lebens beim Patienten. Das Bundesverfassungsgericht hat dies in aller Deutlichkeit 2020 herausgestellt: „Wir mögen seinen Entschluss bedauern, wir dürfen alles versuchen, ihn umzustimmen, wir müssen seine Entscheidung aber in letzter Konsequenz akzeptieren", so Prof. Dr. Andreas Voßkuhle, Präsident des Bundesverfassungsgerichts in Karlsruhe.

Die meisten Patienten versterben in der Klinik, so dass Ärzte in diese Entscheidung eingebunden sind. Oft handelt es sich um komplexe Situationen. Das Leben wird aufrechterhalten mit den Mitteln der Intensivmedizin und es ist über die Fortführung und Steigerung bis zur maximal möglichen Therapie oder auch über eine Reduzierung und Beendigung intensivtherapeutischer Maßnahmen zu entscheiden. Nur wenige Patienten haben eine Patientenverfügung, die die vorliegende Situation eindeutig abdeckt und eine Entscheidung entsprechend dem Patentenwillens ermöglicht.

Basis jeder Entscheidung ist die medizinische Beurteilung der Prognose, d. h. der Lebenserwartung und der Lebensqualität bei Überleben. Der Entscheidungsprozess bezieht alle beteiligten Ärzte und Pflegekräfte ein, oft auch das an vielen Krankenhäusern etablierte klinische Ethikkommittee und erfolgt dann unter Berücksichtigung der Gesamtsituation – Prognose des zugrundeliegenden Leidens, vorbestehende körperliche und geistige Einschränkungen des Patienten und seines sozialen Umfelds – im Sinne des Patienten bzw. nach dessen mutmaßlichem Willen. Die Befragung und Einbeziehung der Bevollmächtigten und Angehörigen ist dafür unverzichtbar.

Der Arzt sollte realisieren, wenn der Mensch am Ende seines Lebens angekommen ist und akzeptieren, dass es Grenzen gibt, jenseits derer die medizinischen Möglichkeiten ihren Sinn verlieren.

5.1.7 Arzt und Patient im Wandel

Der Einfluss, den die Ökonomie auf die Medizin in den letzten Jahren genommen hat, blieb nicht ohne Wirkung auf die ärztliche Tätigkeit. Krankenhäuser wurden zu wettbewerbs- und erlösorientierten Einrichtungen, zu Unternehmen, die die ärztliche Tätigkeit primär als Dienstleistung unter dem Aspekt des finanziellen Erlöses beurteilen. Das Erbringen einer möglichst hohen Anzahl von erlösbringenden Behandlungen oder Operationen steht im Vordergrund. Um dies zu erreichen, rückt die Indikation, die Begründung einer Maßnahme durch die individuelle Situation des Patienten, in den Hintergrund. Damit übereinstimmend sind Hinweise auf medizinisch unnötige Operationen und Maßnahmen. Diese Entwicklung könnte dazu führen, dass sich der dem hippokratischen Eid verpflichtete Arzt zu einem kommerziellen Dienstleister entwickelt, der sich auf die Erbringung medizinischer Leistungen bei Krankheiten beschränkt und den Kranken, d. h. den ganzheitlichen Aspekt einer Erkrankung aus den Augen verliert und diese Aufgabe anderen überlässt.

Eine weitere Entwicklung wird die Medizin und den Arztberuf beeinflussen: die zunehmende Verfügbarkeit großer Datenmengen und die Fortschritte der digitalisierten Verarbeitung. Computergestützte Assistenzsysteme werden das gesamte medizinische Wissen aktuell bereithalten, mit allen verfügbaren Daten des Patienten abgleichen, interpretieren und Vorschläge zur Diagnostik und Therapie unterbreiten. Bilderkennungsprogramme werden radiologische, pathohistologische und laborchemische Aufgaben übernehmen. Dies wird zu einer Entlastung der ärztlichen Tätigkeit, in manchen Bereichen zum Ablösen des Arztes, in anderen Bereichen zu einer Neuorientierung führen (Matè 2020).

Die Verfügbarkeit von Informationen zu Erkrankungen und auch zu Ärzten und Krankenhäusern wird auch den Patienten beeinflussen. Er ist umfangreich vorinformiert und hat mitunter schon eine feste Meinung zu seiner Diagnose und Therapie. Er wünscht sich eine bestimmte Behandlung und sucht einen Mediziner, der sie durchführt. Dies führt zur sog. Wunschmedizin, bei der nicht die ärztliche Indikation, sondern der Wunsch des Patienten entscheidet. Es ist anzunehmen, dass ein Teil der als „unnötig" bezeichneten Operationen auf den Wunsch des Patienten zurückgeht. Der Patient ist Kunde und der Arzt der Dienstleister. Mit Weiterentwicklung der Digitalisierung ist es auch denkbar, dass der Patient anonym aufgrund seiner Beschwerden und Krankheitserscheinungen eine Diagnose und auch eine medikamentöse Therapie erhält.

Dies mag in bestimmten Situationen und für bestimmte Patienten wünschenswert sein, den Belastungen und dem Leid des Schwerkranken und chronisch Kranken werden diese Entwicklungen nicht gerecht. Der Arzt sollte immer die letzte Verantwortung für die Diagnose und die Behandlung behalten. Er wird auch in seiner mitmenschlichen Kompetenz und Empathie durch Computerprogramme nicht ersetzbar werden, das betrifft die Kommunikation mit dem Patienten insbesondere in schwierigen Situationen sowie die Sorge und Fürsorge um den Kranken.

Bei der Bewältigung des Leids darf der Arzt aber auch vom Patienten erwarten, dass er eine Behandlung konsequent durchführt, bis zu einem gewissen Grad bereit ist, Schmerzen und Unannehmlichkeiten, die mit diagnostischen und therapeutischen Maßnahmen verbunden sind, auf sich zunehmen, sich an einen Umgebungswechsel wie das Krankenhaus anpasst, dass er mitarbeitet bei der Rehabilitation und versucht seine emotionale Instabilität unter Kontrolle zu bringen (Heim 1988). Die Compliance-Forschung beschäftigt sich mit einigen dieser Aspekte, wie der „Behandlungstreue" und hat die Verbesserung des Arzt-Patientenverhältnis zum Ziel.

Krankheitsbedingtes Leid lässt sich am besten von Arzt und Patient gemeinsam bewältigen, vom Arzt, der die Krankheit fachlich kompetent behandelt und den Kranken, d. h. den ganzheitlichen Aspekt einer Krankheit, nicht aus dem Auge verliert und vom Kranken, der dem Arzt vertraut und all seine Kraft einsetzt, um das Leid zu überwinden oder zu ertragen.

5.2 Zugang der Psychologie und Psychotherapie

Tanja Zimmermann

5.2.1 Einleitung

In der Psychologie und Psychotherapie ist Leid ein Sammelbegriff für die körperlichen und seelischen Belastungen eines Menschen. Die Ursachen und der Umgang des Leidtragenden mit seinem Leid können sehr unterschiedlich sein. Im Folgenden wird die Sichtweise der Psychologie und Psychotherapie auf das menschliche Leid dargestellt. Dabei geht es zunächst um eine Definition von Leid aus psychologischer und psychotherapeutischer Perspektive, um dann der Frage nachzugehen, wer leidet und wer nicht. Hierbei werden Stressbewältigungs-, Resilienz- (psychische Widerstandsfähigkeit) und Salutogenesekonzepte (Konzepte, die die Entstehung von Gesundheit erklären) erläutert. Im Umgang der Angehörigen und anderer nahe stehender Menschen mit dem Leid des Betroffenen erscheint eine Abgrenzung von Mitleid und Mitgefühl sinnvoll. In diesem Zusammenhang ist es auch wichtig, die Perspektive der Angehörigen (insbesondere der Partner sowie der Kinder) zu beleuchten und hilfreiche Strategien für Angehörige im Umgang mit dem Leidenden vorzustellen. Zum Abschluss dieses Kapitels werden Bewältigungsstrategien für die vom Leid betroffenen Menschen dargestellt und Leid als Chance diskutiert.

5.2.2 Definition von Leid in der Psychologie und Psychotherapie

Leid wird häufig als ein *negatives Gefühl* definiert, das verschiedene Ursachen wie Krankheit, Schmerz, aber auch seelische Belastungen haben kann. Die Folgen von Leid können sich auf unterschiedlichen Ebenen äußern – zum einen auf der *körperlichen* Ebene mit Symptomen wie Schmerz, Herzrasen, Übelkeit, innere Unruhe oder Nebenwirkungen der medizinischen Behandlungen, zum anderen auf der *emotionalen* (Angst, Depressivität oder Einschränkungen der Lebensqualität, aber auch Wut, Trotz oder Schuldgefühle) sowie *kognitiven* Ebene (Sorgen, Befürchtungen, dysfunktionale Gedanken etc.). Auch kann Leid das *Verhalten* eines Menschen beeinflussen, wie z. B. vermeiden von unangenehmen Situationen, weinen, erstarren, überaktiv sein, antriebslos sein, unkonzentriert sein, neben sich stehen.

5.2.3 Ursachen von Leid

Leid kann durch Krankheit verursacht werden (siehe Abschn. 5.1), aber auch andere Ursachen haben, wenn z. B. Bedürfnisse oder Erwartungen eines Menschen nicht erfüllt werden. Ein Kind kann leiden, wenn sein Bedürfnis nach emotionaler Sicherheit durch die Eltern nicht erfüllt wird. Dem gegenüber kann eine Mutter leiden, weil sie aufgrund ihrer depressiven Erkrankung nicht sensitiv auf die Bedürfnisse ihres Kindes eingehen kann und somit ihre eigenen Erwartungen an ihre Mutterrolle nicht erfüllt. Viele Menschen erleben Leid durch den Verlust ihnen nahestehender Personen infolge von Tod oder Trennung. Auch kann die Trennung von Gruppen, zu denen sich eine Person zugehörig fühlt (z. B. durch Flucht oder Vertreibung), zu Leid führen.

Darüber hinaus können auch Umgebungsbedingungen Leid verursachen. Damit sind Zwänge oder Begrenztheiten gemeint, wie sie z. B. durch politische Regime (etwa durch Einschränkung der Meinungsfreiheit) entstehen können. Auch aktuell im Rahmen der SARS-CoV-2-Pandemie erleben einige Menschen die gesundheitspolitischen Maßnahmen als Zwänge oder massive Einschränkungen ihrer persönlichen Freiheit, die wiederum Leid verursachen können. In der Psychologie und Psychotherapie werden üblicherweise unter Leid psychische Störungen oder die Folgen von Traumata verstanden. Beschreibungen wie „der Patient hat einen deutlichen Leidensdruck" werden verwendet, um die Behandlungsbedürftigkeit einer psychischen Erkrankung zu betonen. Dennoch gibt es große Unterschiede zwischen den Menschen hinsichtlich ihrer „Leidensfähigkeit".

5.2.4   Wer leidet und wer nicht?

Immer wieder gibt es im Leben Ereignisse, die bei einigen Menschen Leid auslösen, bei anderen wiederum nicht. Was unterscheidet diese Personen voneinander? Wie kann es sein, dass sich Personen in einer vergleichbar belastenden Situation befinden, aber ganz unterschiedlich damit umgehen und sich auch im Ausmaß der erlebten Belastung unterscheiden? Ein mögliches Erklärungsmodell ist das *Transaktionale Stressmodell* nach (Lazarus und Folkman 1984). Menschen sind ständig Reizen oder Stressoren ausgesetzt wie Lärm, Zeitnot, Konflikte, hohe Beanspruchung. Allerdings sorgt der sog. Wahrnehmungsfilter dafür, dass nicht jeder Stressor zu einer Person durchdringt. Wenn Stressoren diesen Filter jedoch „durchbrechen", erfolgt automatisch eine sog. *„primäre Bewertung"* dieses Stressors. Leitfragen sind hier: Ist die Situation relevant? Ist sie möglicherweise auch positiv? Hier kann der Stressor „beendet" werden, wenn die Situation vom Betroffenen als irrelevant oder positiv eingeschätzt wird. Die primäre Bewertung kann aber auch als „gefährlich" erfolgen. Hierunter können sich sowohl eine Bedrohung oder ein Verlust als auch eine besondere Herausforderung verbergen. Auf jeden Fall tritt nun ganz automatisch eine *„sekundäre Bewertung"* der Analyse möglicher verfügbarer Ressourcen ein. Kommt die Person zu dem Schluss, dass sie genügend Ressourcen zur Bewältigung des Stressors hat, ist die Belastung beendet, da die Person handlungsfähig ist. Werden die vorhandenen Ressourcen jedoch als zu gering oder ungenügend eingeschätzt, kommt es zu Stress. Hier kann nun die „Stressbewältigung" ansetzen, indem problem- (Situation ändern) oder emotionsorientierte (Bezug zur Situation ändern) Stressbewältigungsstrategien (Coping) angewendet werden. Auch die soziale oder partnerschaftliche Unterstützung kann in solchen Situationen hilfreich sein. Je öfter eine Person diesen Prozess der Stressbewältigung durchläuft, desto mehr beeinflusst dies ihren Umgang mit zukünftigen Stresssituationen (Diegelmann et al. 2020).

Es werden verschiedene Formen von Stress unterschieden, die sich in der Qualität (positiv versus negativ), der Intensität (Makro- versus Mikrostress), der zeitlichen Ausdehnung (akut versus chronisch) und der Betroffenheit (individuell versus kollektiv) unterscheiden. Darüber hinaus spielt auch eine Rolle, ob die Stressoren bekannt oder neuartig sind, als vorhersehbar oder unvorhersehbar bzw. kontrollierbar oder unkontrollierbar erlebt werden.

Der Umgang der Bevölkerung mit der SARS-CoV-2-Pandemie verdeutlicht die unterschiedlichen primären Bewertungen z. B. des Lockdowns (irrelevant: Verleugnung der Gefahr; positiv: Gefahr als Chance; negativ, „gefährlich": Bedrohung der Gesundheit, Verlust von Freiheit oder Herausforderung, was möglicherweise nicht gemeistert werden kann). Im letzten Fall erfolgt die sekundäre Bewertung hinsichtlich der Analyse der verfügbaren Ressourcen. Möglicherweise kommt eine Person zu dem Schluss, dass sie ausreichende Ressourcen hat (Gegenmittel, Kompensation wie „Ich kann über das Internet Kontakt zu anderen halten"). Eine andere Person hat oder sieht diese Ressourcen nicht, ist isoliert, hat oder darf keine sozialen Kontakte haben und „leidet" somit unter der Situation. Auch bei der Bewältigung dieses Leids gibt es verschiedene Strategien wie z. B. den emotionalen Bezug zur Situation zu ändern („Es ist auch schön, zu Hause zu bleiben und mehr Zeit mit der Familie verbringen zu können.") oder die Situation zu ändern („Was kann ich trotz Kontaktbeschränkungen tun? Habe ich möglicherweise Zeit für etwas, was ich schon immer mal machen wollte, z. B. aufräumen, Fotos sortieren, eine neue Sprache oder ein Instrument erlernen?").

Somit kann auch der Ausdruck von Leid sehr unterschiedliche Facetten aufweisen und mit verschiedenen Emotionen wie Angst, Niedergeschlagenheit, Depressivität, Hilf- und Hoffnungslosigkeit, aber auch Wut, Ärger oder Trotzverhalten einhergehen. Einige Patienten geraten nach der Diagnosestellung einer körperlichen Erkrankung z. B. Krebs in eine Art Schockzustand und verleugnen die Befunde (Nicht-Wahrhaben-Wollen). Andere suchen nach jeglichen Informationen, die sie finden können, um die Krankheit zu verstehen (Zimmermann und Heinrichs 2015). Viele Patienten fragen sich, warum sie erkrankt sind. Die Suche nach einer Ursache ist nachvollziehbar, da das Wissen um eine Ursache, das eigene Kontrollerleben stärken kann und somit das Leid möglicherweise erträglicher macht. Allerdings ist die Antwort auf die Frage nach dem „Warum" oft nicht zu beantworten und kann auch mit Schuldzuweisungen einhergehen („wenn ich das nicht gemacht hätte, wäre ich nicht erkrankt"). Deshalb ist die Suche nach den Ursachen nicht immer hilfreich, da nur in den wenigsten Fällen eine zufriedenstellende Antwort gefunden werden kann. Auch bei psychischen Störungen kann es mitunter einige Jahre dauern, bis Patienten bereit sind, ein bio-psycho-soziales Störungsmodell anzuerkennen und das somatische Modell aufzugeben, um sich dann in psychotherapeutische Behandlung zu begeben.

5.2.5 Verarbeitung von Leid

Krankheitsverarbeitung oder -bewältigung im Rahmen einer körperlichen oder seelischen Erkrankung beschreibt die Gesamtheit der Prozesse, um bestehende oder erwartete Belastungen im Zusammenhang mit der Erkrankung kognitiv, emotional oder auf Verhaltensebene aufzufangen, auszugleichen oder zu bewältigen (Lazarus und Folkman 1984). Dieser Prozess ist sehr individuell. Entscheidend ist, dass es nicht den „richtigen Weg" der Krankheitsbewältigung gibt – was für den einen hilfreich ist, muss für den anderen noch lange nicht hilfreich sein. Im Wesentlichen geht es darum, das unangenehme innere Erleben zuzulassen (z. B. Traurigkeit) und sich von den damit zusammenhängenden negativen – und oft wenig hilfreichen – Gedanken (z. B. „Ich werde nie wieder glücklich sein") zu distanzieren, um somit offener zu sein, für das, was tatsächlich passiert („Im Moment bin ich häufig traurig, aber es gibt auch Momente, in denen das nicht so ist und ich kann was tun, damit es mir besser geht, z. B. mit Freunden sprechen"). Dieser Umgang mit Leid setzt jedoch ein gewisses Maß an Aktivität voraus, um sich Unterstützung zu holen oder hilfreiche Strategien im Umgang mit dem Leid zu erkennen und anzuwenden. In einigen Fällen ist der Leidensdruck so groß, dass professionelle Unterstützung durch eine psychotherapeutische Behandlung notwendig wird.

5.2.6 Resilienz zur Bewältigung des Leids

Im Zusammenhang mit der Frage nach dem empfundenen Ausmaß von Leid spielt auch *Resilienz* eine wichtige Rolle. Damit ist die Aufrechterhaltung oder schnelle Wiederherstellung der psychischen Gesundheit nach stressreichen Ereignissen gemeint. Als Merkmale der Resilienz haben sich ein hohes Selbstwertgefühl, realistischer Optimismus und kognitive Flexibilität erwiesen (Diegelmann et al. 2020). Unter psychologischer Resilienz wird die Fähigkeit einer positiven Anpassung an Lebensbedingungen verstanden, ein dynamischer Prozess, der sich im Laufe der Zeit entwickelt und durch das Wiederherstellen einer Balance auch Gelegenheit zum sog. posttraumatischen Wachstum gibt (Sisto et al. 2019). Im *Salutogenesemodell* von (Antonovsky 1997) ist das zentrale Kernstück das sog. Kohärenzgefühl (Gefühl von Stimmigkeit). Dabei geht es um die Grundeinstellung eines Menschen, nämlich das Vertrauen zum eigenen Leben zu haben. Dieses Kohärenzgefühl beinhaltet drei Dimensionen: Gefühl der Verstehbarkeit, Gefühl der Bewältigbarkeit und das Gefühl der Bedeutsamkeit. Je höher das Kohärenzgefühl ausgeprägt ist, desto eher kann eine Person auch extreme Belastungen bewältigen. „Verstehbarkeit" im Rahmen einer Erkrankung kann dadurch erreicht werden, dass der Patient ausreichend und verständlich über die Krankheit und deren Behandlung informiert wird, um das diffuse Gefühl der Unkontrollierbarkeit verändern zu können. Die „Bewältigbarkeit" kann durch die Aktivierung von möglichen hilfreichen Bewältigungsstrategien oder Flexibilität im Umgang mit den eigenen Anforderungen erreicht werden. Patienten können hierfür professionelle Unterstützung benötigen oder Angehörige können ihn unterstützen oder der Patient verfügt selbst über ausreichende eigene Bewältigungsstrategien. „Bedeutsamkeit" erfordert eine Bereitschaft für neue Sichtweisen („Was ist das Gute an dem ganzen Schlechten?"), um sich somit möglicher Ressourcen bewusst zu werden (Diegelmann et al. 2020). Leid ist ein sehr individueller Prozess, der von vielen unterschiedlichen Faktoren abhängig ist und somit sowohl für die betroffene Person als auch für Behandelnde und Angehörige eine gewisse Flexibilität im Umgang mit dem Leid erfordert.

5.2.7 Umgang mit dem Leidenden – Abgrenzung von Mitleid und Mitgefühl

Leid kann oft zu Mitleid bei den Mitmenschen führen. Die Abgrenzung zu Mitgefühl ist sehr wichtig. Ist Mitgefühl eine hilfreiche Strategie eines Helfers im Umgang mit dem Leid des Betroffenen, erweist sich Mitleid häufig als belastend. Auch wenn das Mitleid zunächst möglicherweise hilfreich und entlastend erlebt wird, kann es langfristig als übertrieben und übergriffig empfunden werden und den Betroffenen daran hindern, eigene Bewältigungsstrategien zu entwickeln. Zu viel Mitleid kann somit auch zu erlernter Hilflosigkeit führen.

(Bodenmann 2009) beschreibt dies am Beispiel der Depression. Zu Beginn einer depressiven Erkrankung verhält sich das Umfeld zunächst verständnisvoll, empathisch, unterstützend, zuhörend, Anteil nehmend, entlastend und Rücksicht nehmend. Häufig werden berufliche, soziale, kulturelle und Freizeitaktivitäten reduziert, um den Erkrankten zu schonen und auf die Lethargie und Interesselosigkeit einzugehen. Allerdings verstärken gerade diese Zuwendung, Rücksichtnahme und Schonung die depressive Symptomatik. Die Erkrankten stehen im Zentrum der Aufmerksamkeit, die Klagen finden Gehör, die Apathie und Interesselosigkeit wird verstärkt und weiter gefördert. Das Mitleid oder auch das gut gemeinte Verhalten des Umfelds erweist sich als ungünstig und verstärkt die depressive Symptomatik weiter bzw. hält sie aufrecht. Im weiteren Verlauf der Erkrankung kommt es beim Umfeld dann zu einem Rückzugsverhalten infolge eigener Erschöpfung, Frustration oder eigener depressiver Verstimmung. Das äußert sich häufig in einer geringeren Offenheit bis hin zu negativem oder ambivalentem Verhalten dem Erkrankten gegenüber. Negatives Verhalten kann sich beispielsweise in Vorwürfen oder Unverständnis gegenüber der Antriebs- und Interesselosigkeit des Erkrankten äußern. Hinzu kommt Erschöpfung infolge der Übernahme von vielen Aufgaben oder Frustration, weil die Bemühungen nicht zu einer Verbesserung der Symptomatik führen. Ambivalentes Verhalten schwankt zwischen vorwurfsvollem und forderndem Verhalten sowie schonendem und ggf. auch abwertendem Verhalten. Mit Äußerungen wie „Kannst du das schon wieder nicht alleine? Sieh her, so macht man das" verbinden Angehörige ihre Unterstützung und Hilfestellung zugleich mit Kritik und Abwertung. Diese Verhaltensänderung des Umfeldes wird auch vom Erkrankten wahrgenommen und depressionsfördernd verarbeitet, d. h. der Erkrankte nimmt es als Beweis dafür, dass er unattraktiv, unzulänglich und abhängig ist. Er fühlt sich unverstanden, zurückgestoßen und bedroht, was die Symptomatik verschlimmern und zu weiterem Leid führen kann. Diese „falsche Unterstützung" gibt dem Erkrankten somit das Gefühl abhängig und unnütz zu sein, zu versagen und anderen zur Last zu fallen und dass sein Leben keinen Sinn hat.

Speziell in einer Partnerschaft, in der eine Person depressiv erkrankt, kann sich die negative Stimmung auch auf die gesunde Person übertragen. Das Verhalten des Angehörigen ändert sich, wenn sich z. B. die Kranken- und Gesundenrolle einspielen und festschreiben und somit zu einem Ungleichgewicht (Asymmetrie) in der Partnerschaft führen. Diese Mechanismen finden sich nicht nur bei depressiven Erkrankungen, sondern auch bei anderen psychischen Störungen wie Angststörungen und Zwangsstörungen, bei denen das gutgemeinte Verhalten der Angehörigen, die Symptomatik beim Erkrankten eher aufrecht erhält. Bei Angststörungen zeigt sich dies, wenn das Vermeidungsverhalten verstärkt wird durch Übernahme von Aufgaben oder Begleitung des Patienten, um dessen Angst zu lindern. Bei Zwangsstörungen kommt es oft zu Rückversicherungsverhalten durch den Patienten (z. B. ist der Herd aus, die Tür abgeschlossen), welches die Angehörigen dann bestätigen und somit die Symptomatik aufrechterhalten. Bei Suchterkrankungen findet sich die sog. Co-Abhängigkeit, bei der die Angehörigen, versuchen, die Erkrankung nach außen hin „abzuschirmen".

Insbesondere die „Expressed-Emotion-Forschung" hat sich mit diesen Phänomenen beschäftigt und das familiäre Umfeld von Patienten analysiert. Dabei wurden insbesondere Kritik (Missbilligung, Abneigung, Groll), Feindseligkeit, extreme emotionale Beteiligung (emotionales Überengagement) und Wärme (Sorge, Sympathie) der Angehörigen untersucht. Als „ungünstiges Familienklima" haben sich insbesondere viel Kritik und ein hohes emotionales Überengagement (überbeschützendes, selbstaufopferndes Verhalten oder Einstellungen) erwiesen und stehen in engem Zusammenhang mit einer Rückfallwahrscheinlichkeit bei Patienten mit Schizophrenie, Depression und bipolaren Störungen (Hahlweg und Baucom 2008).

5.2.8   Leid der Angehörigen

Auch die Angehörigen von körperlich oder psychisch Erkrankten leiden. Die Versorgung eines erkrankten Menschen kann mit neuen Anforderungen an die Organisation und Gestaltung des Alltags einhergehen. Möglicherweise müssen sich Angehörige neue Fertigkeiten aneignen und sollen praktisch sowie emotional unterstützen (Wilz und Meichsner 2015). Dies kann zu einer Asymmetrie in der Partnerschaft und zu einer Rollenzuschreibung in die Gesundenrolle (mit allen Pflichten) und die Krankenrolle (mit allen Privilegien) führen. Dauerhaft ist dies sowohl beim Angehörigen als auch beim Erkrankten mit Unzufriedenheit assoziiert. Diese Asymmetrie in der Partnerschaft nach erfolgreicher Behandlung der Erkrankung wieder rückgängig zu machen, ist häufig eine große Herausforderung (z. B. von der pflegenden Rolle wieder in die Rolle des Sexualpartners zu schlüpfen). Die Angehörigen müssen oft eine psychische Anpassungsleistung vollziehen, was bedeutet die Veränderungen durch die Erkrankung bei der nahe stehenden Person zu erkennen, zu akzeptieren, in die Beziehung zu integrieren und lernen damit umzugehen. Dies kann auch dazu führen, dass eigene Lebenspläne oder –ziele aktuell oder dauerhaft nicht mehr verwirklicht werden können (z. B. Familienplanung, Urlaubspläne, Gestaltung des Arbeitslebens oder Ruhestandes). Darüber hinaus erleben auch Angehörige belastende Emotionen wie depressive Symptome, Angst, Wut oder Schuldgefühle, Kontrollverlust oder Insuffizienzgefühle (Zimmermann 2019). Auch Angehörige „leiden" somit „mit", machen sich Sorgen, fühlen sich überfordert, konfrontiert mit den vielfältigen negativen und ambivalenten Gefühlen, die selber auch eine Störung hervorrufen können. Interessanterweise scheint die Art der psychischen Erkrankung für das Leid oder die Belastung der Angehörigen keine Rolle zu spielen. Egal ob es sich um eine Schizophrenie, Depression, Angst-, Ess-, Abhängigkeits- oder Anpassungsstörung handelt, Familien mit einem Erkrankten waren deutlich belasteter als Familien ohne einen psychisch Erkrankten (Hahlweg und Baucom 2008). Insbesondere das Zusammenleben und die Alltagsbewältigung erwiesen sich dabei als größte Herausforderung.

Eine Erkrankung kann somit negative Auswirkungen auf die Partnerschaft oder das Familienleben haben, indem diese eine Herausforderung für die Kommunikation darstellt - über Ängste und Sorgen zu sprechen, ist oft nicht einfach-, interpersonelle Konflikte zur Folge haben kann, zu Rollenveränderungen und Auswirkungen auf die Lebens- und Zukunftsplanung führen kann, mit finanziellen Belastungen einhergeht (z. B. durch Arbeitsunfähigkeit des Erkrankten oder des versorgenden Angehörigen) und sich somit auch negativ auf die partnerschaftliche Zufriedenheit auswirken kann. Häufig kommt es auch zu einer sozialen Isolation, d. h. der Patient zieht sich immer mehr zurück und dies wirkt sich auch auf die Angehörigen und die Familie aus. Allerdings erlebt eine nicht unerhebliche Anzahl von Angehörigen die Erkrankung des Partners auch als eine Herausforderung, die mit positiven Aspekten verknüpft ist (z. B. „Wir sind ein starkes Team.", „Es tut gut, für den anderen da zu sein.") und oft mit dem Begriff der „Kohäsion" (dem näher Zusammenrücken) beschrieben wird (Zimmermann 2014).

5.2.9 Minderjährige Kinder als Angehörige

Die elterliche Erkrankung kann erhebliche Auswirkungen auf das Familienleben und die kindliche Entwicklung haben. Es kann vorkommen, dass die gesamte Familie sozial isoliert oder aber auch stigmatisiert wird und das Leid sich auch auf die Kinder überträgt. Nach wie vor werden Kinder häufig nicht oder nicht ausreichend über die körperliche oder psychische Erkrankung des Elternteils informiert. Dies stellt ein großes Problem dar, da Kinder durchaus die Veränderungen in der Familie (z. B. Traurigkeit, angespanntes Klima, Alltagsveränderungen) wahrnehmen und wenn ihnen keine Erklärung dafür geliefert wird, ihre eigene Phantasie verwenden, um herauszufinden, was „los" ist. Dies kann so weit gehen, dass Kinder die Schuld für die Veränderungen in der Familie bei sich suchen und denken, etwas falsch gemacht zu haben („Ich war nicht artig, deshalb ist Papa jetzt krank."). Daher ist es unbedingt erforderlich, Kinder über die Erkrankung des Elternteils zu informieren. Auch die „Parentifizierung" sollte beachtet werden. Darunter wird verstanden, dass Kinder Aufgaben in der Familie übernehmen, die nicht altersgemäß sind und die Kinder mittel- und langfristig überfordern (z. B. pflegerische Aufgaben). Im Umgang mit der Erkrankung ist wichtig, dass Kinder wissen, um was es sich handelt, aber trotzdem noch ihren Aktivitäten (Freunde treffen, Hobbies pflegen) nachgehen können. Als wichtige Schutzfaktoren für Kinder kranker Eltern haben sich starke, tragfähige emotionale Bindungen innerhalb der Familie oder auch außerhalb, ein zuversichtliches Selbstbild der Familie („Wie halten zusammen, sind ein Team") sowie die Bereitschaft über die Krankheit offen zu sprechen erwiesen.

5.2.10 Was können Angehörige tun, um das Leid des Erkrankten zu lindern?

Wichtig ist, dass sich beide Personen Unterstützung geben und auch der Erkrankte versucht, sich um Belange, Sorgen und Probleme des anderen zu kümmern und zu interessieren. Diese Reziprozität (Wechselseitigkeit) ist entscheidend, um das Ungleichgewicht in den Rollen „gesund" versus „krank" auszugleichen und dem Erkrankten das Gefühl zu geben, gebraucht zu werden und trotz Krankheit, Aufgaben und Tätigkeiten ausführen zu können. Somit behält der Erkrankte ein möglichst hohes Ausmaß an Selbstständigkeit und bleibt sozial integriert. Als Angehöriger sollte man dem Erkrankten immer wieder versichern, dass man zu ihm steht – auch in schweren Phasen der Erkrankung. Die Vermittlung von Sicherheit und zugewandter Gelassenheit sind dafür hilfreich. Dies kann erreicht werden durch Lob und Anerkennung für Fortschritte – auch wenn sie noch so klein erscheinen mögen, Verständnis für Klagen, Schwächen und Beschwerden. Es darf Trost gespendet werden, aber es sollte keine Bevormundung stattfinden. Dafür ist auch eine normale, freundliche, beschützende und anregende Atmosphäre hilfreich. Appelle, sich endlich mal zusammenzureißen oder sich nicht so gehen zu lassen, sind dagegen sinnlos und verstärken die Symptomatik eher. Auch Äußerungen wie „das wird schon wieder", „Kopf hoch", „Du schaffst das schon" schaffen eher Distanz und führen zu Unverständnis. Aufmunterungen, Initiieren von Aktivitäten, Loben und lösbare sowie zumutbare Aufgaben geben, haben sich dagegen als hilfreich erwiesen (Bodenmann 2009).

Um Belastungen, Anspannung und Sorge in der Situation zu ertragen, kann es sinnvoll und wichtig sein, sich das Bild des Partners vor der Erkrankung vor Augen zu führen und sozusagen „warm zu halten" (Bodenmann 2009). Bei dieser „Warm-Halte-Technik" sind Erinnerungen an die Person vor der Erkrankung hilfreich. Welche Eigenschaften der Person waren vor der Erkrankung positiv, faszinierend, stimulierend und liebenswert? Sie sind weiterhin vorhanden – wenn auch aktuell von der Belastung überdeckt. Eine körperliche oder psychische Erkrankung ist auch eine Herausforderung für die Angehörigen und die Partnerschaft, die sowohl mit positiven aber auch mit belastenden Aspekten einhergehen kann. Im Fokus von Unterstützungsangeboten sollten deshalb nicht nur die Patienten, sondern auch deren Angehörige stehen, die auch leiden und daher Hilfe für Bewältigungsstrategien brauchen.

5.2.11 Leid als Chance?

Kann Leid auch eine Chance sein? Möglicherweise führt ein gewisses Maß an Leid auch dazu, handlungsfähig zu werden, nach Lösungen zu suchen und die eigenen Fähigkeiten zu entdecken, zu nutzen und zu erweitern. Dieses Phänomen findet sich auch bei Angst. Ein gewisses Maß an Angst ist hilfreich, um Gefahren einschätzen oder Vorsichtsmaßnahmen ergreifen zu können. Bei vielen Patienten mit chronischen Erkrankungen findet sich die sog. Progredienzangst. Damit ist die Angst vor dem Fortschreiten oder einer Verschlechterung der Erkrankung gemeint (Lebel et al. 2016). Diese Angst kann äußerst funktional sein, indem sie dazu führt, dass die Betroffenen ihre Medikation einnehmen, Kontroll- oder Vorsorgetermine einhalten oder sich bestimmten Behandlungen unterziehen. Eine solche Angst ist hilfreich, um für sich selbst Sorge zu tragen. Die Angst kann allerdings auch ein dysfunktionales Ausmaß annehmen, in dem sie den Alltag des Betroffenen bestimmt, ihn lähmt und zu neuem Leid führen kann. Der Grat zwischen funktionaler und dysfunktionaler Angst ist häufig sehr schmal.

Im Umgang mit Leid haben sich die *Resilienzförderung* und die gezielte *Ressourcenaktivierung* als wirkungsvoll erwiesen. Der Betroffene soll möglichst wenig von unkontrollierbarem Stress überflutet werden, indem das Erleben durch schrittweise Verarbeitungsprozesse geordnet, rekonstruiert und mit gefühlter Sinnhaftigkeit anders erlebt werden soll. Dies kann helfen, eine Toleranz gegenüber Belastungen im Leben zu entwickeln oder zu erweitern (Diegelmann et al. 2020). Grundlegende Elemente dieses Ansatzes liegen darin, die Aufmerksamkeit auch auf konkrete, möglicherweise neue Erfahrungen zu richten, die durch die Erkrankung möglich sind, Ressourcen im Alltag zu entdecken und zu stärken, eigene Bewertungsprozesse und Einstellungen zu erkennen und ggf. zu ändern sowie eine kognitive und emotionale Flexibilität im Umgang mit den Belastungen und Herausforderungen explizit zu fördern. Beispielsweise kann es hilfreich sein, einige Eigenschaften oder Kompetenzen, die für den Umgang mit Belastungen hilfreich oder sinnvoll erscheinen, zu benennen und zu überlegen, wie diese Eigenschaften oder Kompetenzen in der Vergangenheit beim Umgang mit Leid hilfreich waren. Als unterstützende Resilienzstrategien haben sich folgende erwiesen: aktiv werden, eigene Ziele anstreben, Veränderungen als Teil des Lebens akzeptieren, optimistisch und hoffnungsvoll sein, Perspektive erweitern, soziale Beziehungen pflegen, Krisen nicht als unüberwindbar betrachten, Selbstfürsorge, positives Selbstbild und Belastungen auch als Chance für Wachstum zu erkennen (Diegelmann et al. 2020).

(Tedeschi und Calhoun 2004) haben das sog. *posttraumatische Wachstum* nach extremen Lebensereignisse konzeptualisiert. Darunter versteht man Reifungsprozesse von Personen, die existenzielle Krisen oder Traumata erlebt haben. Diese Erfahrungen können sich in verschiedenen Bereichen ausdrücken wie einer intensivierten Wertschätzung des Lebens und einem neu gefundenen Lebenssinn, intensivierten persönlichen Beziehungen und Verbundenheit, Bewusstwerden der eigenen Stärke, Zunahme an Handlungskompetenz, Entdeckung neuer Möglichkeiten und Kreativität oder intensiviertes spirituelles Bewusstsein, philosophische Reflexion oder auch religiöse Gläubigkeit (Maercker 1998). Obwohl diese Wachstumsprozesse Zeit benötigen, kann die Anregung auch solche positiven Aspekte zu zulassen, hilfreich sein, um erste Erfahrung dieser Reifungsprozesse erlebbar zu machen. Personen, die dadurch einen tieferen Lebenssinn entwickeln, geben an, zu bemerken, was wirklich wichtig ist im Leben, können das Leben mehr wertschätzen und auch kleine Dinge würdigen. Verdeutlicht wird dieser Prozess durch ein Zitat von Christoph Schlingensief, der im Alter von 50 Jahren an Lungenkrebs verstarb und sein verändertes Alltagserleben durch die Krankheit folgendermaßen beschrieb: „Es geht um dieses Gefühl, dass es in der Welt, direkt vor meiner Nase, so viele wunderschöne Sachen gibt. Das kann ein Baum sein, ein leckeres Essen, alles, was mir jetzt mehr bedeutet als jemals zuvor. Das Normalste ist das Schönste." (Schlingensief 2009), S. 103).

5.2.12 Schlussfolgerung

Im psychotherapeutischen Umgang mit Leid hat es sich bewährt, den Betroffenen das Gefühl zu vermitteln, dass das Leiden gesehen und verstanden wird. Dies geht häufig mit einer großen Entlastung für den Erkrankten einher. Um dies zu erreichen, ist Zuhören der wichtigste Faktor. Darüber hinaus sind Zeit und Interesse am Patienten sowie Präsenz, Verständnis und Bindung (commitment) hilfreich. Vom Therapeuten erfordert es auch Wissen, Kreativität und Mut.

Leid kann verschiedene Ursachen haben, sich unterschiedlich ausdrücken und unterschiedliche Bewältigungsstrategien erfordern. Die Auseinandersetzung mit dem Leid und das Erlernen eines Umgangs mit Leid sind wichtige Aufgaben für den Leidtragenden:

„Je tiefer wir das Leiden durchschauen, umso näher kommen wir dem Ziel der Befreiung vom Leiden" (Dalai Lama).

Literatur

Abschn. 5.1

Deutsche Alzheimer Gesellschaft e.V. Berlin (2020): Die Häufigkeit von Demenzerkrankungen

Gross R, Löffler M (1997) Prinzipien der Medizin. Eine Übersicht ihrer Grundlagen und Methoden. Springer, Berlin/Heidelberg/New York

Harding JL, Shaw JE, Peeters A et al (2016) Age-specific trends from 2000–2011 in all-cause and cause-specific mortality in type 1 and type 2 diabetes: a Cohort study of more than one million people. Diabetes Care 39:1018–1026

Hauser Jan Vom Sinn des Leidens (2004) Die Bedeutung systemtheoretischer, existenz- philosophischer und religiös-spiritueller Anschauungsweisen für die therapeutische Praxis. Verlag Königshausen und Neumann GmbH., Würzburg

Heim E (1988) Coping und Adaptivität: gibt es geeignetes oder ungeeignetes Coping? Psychotherapie, Psychosomatik. Medizinische Psychologie 38:8–18. (zit.n.13)

Keller K, Hobohm L, Ebner M et al (2020) Trends in thrombolytic treatment and outcomes of acute pulmonary embolism in Germany. Eur Heart J 41:522–529

Matè C (2020) Medizin ohne Ärzte. Residenz

Neild GH (2017) Life expectancy with chronic kidney disease: an educational review. Pediatr Nephrol 32:243–248

Nussbaum Martha C (1999) Gerechtigkeit oder Das gute Leben Gender Studies Edition suhrkamp SV 1999 S 200

Preis SR, Hwang SJ, Coady S et al (2009) Trends in all-cause and cardiovascular disease mortality among women and men with and without diabetes mellitus in the Framingham Heart Study, 1950 to 2005. Circulation 119:1728–1735

Sackett DL, Rosenberg WMC, Gray JAM et al (1996) Evidence based medicine: what is it and what it isn't. BMJ 312:71–72

Seibert-Grafe M (2019) Impfungen – Zusammenfassung der aktuellen Empfehlungen. In: Hardt R, Junginger T, Seibert-Grafe M (Hrsg) Prävention im Alter – Gesund und fit älter werden. Springer, S 67

Spotlight Gesundheit: Überversorgung Überflüssige Leistungen können Patienten schaden Bertelslmann Stiftung (Hrsg) (2019)

Stellungnahme der Bundesärztekammer Präzisionsmedizin: Bewertung unter medizinisch-wissenschaftlichen und ökonomischen Aspekten Dtsches Ärzteblatt. https://doi.org/10.3238/baek_sn_praezision_2020

Wittels F (1931) Freud Sigmund in Freud and his time edit. Liveright Publshing Corporation, New York, S 71

Wolff HP (1983) Entwicklungen in der medizinischen Wissenschaft und Forschung Dtsch. Ärzteblatt 80:47–58

Abschn. 5.2

Antonovsky A (1997) Salutogenese: Zur Entmystifizierung der Gesundheit. dgvt, Tübingen

Bodenmann G (2009) Depression und Partnerschaft. Hintergründe und Hilfen. Huber, Bern

Diegelmann C, Isermann M, Zimmermann T (2020) Therapietools Psychoonkologie. Beltz, Weinheim

Hahlweg K, Baucom DH (2008) Partnerschaft und psychische Störung. Hogrefe, Göttingen

Lazarus RS, Folkman S (1984) Stress, appraisal, and coping. Springer, New York

Lebel S, Ozakinci G, Humphris G, Mutsaers B, Thewes B, Prins J, Dinkel A, Butow P, attendees UoOFoCRC (2016) From normal response to clinical problem: definition and clinical features of fear of cancer recurrence. Support Care Cancer 24(8):3265–3268. https://doi.org/10.1007/s00520-016-3272-5

Maercker A (1998) Posttraumatische Belastungsstörungen: Psychologie der Extrembelastungsfolgen bei Opfern politischer Gewalt. Papst, Lengerich

Schlingensief C (2009) So schön wie hier kanns im Himmel gar nicht sein! Tagebuch einer Krebserkrankung. Kiepenheuer & Witsch, Köln

Sisto A, Vicinanza F, Campanozzi LL, Ricci G, Tartaglini D, Tambone V (2019) Towards a transversal definition of psychological resilience: a literature review. Medicina (Kaunas) 55(11). https://doi.org/10.3390/medicina55110745

Tedeschi RG, Calhoun LG (2004) Posttraumatic growth: conceptual foundations and empirical evidence. Psychol Inquiry 15(1):1–18

Wilz G, Meichsner F (2015) Unterstützende Interventionen für Angehörige. In: Rief W, Hennigsen P (Hrsg) Psychosomatik und Verhaltensmedizin. Schattauer, Stuttgart

Zimmermann T (2014) Paarbeziehung bei Tumorerkrankungen. PSYCH up2date 8:377–391. https://doi.org/10.1055/s-0034-1387357

Zimmermann T (2019) Partnerschaft und Sexualität bei Tumorerkrankungen. Onkologe. https://doi.org/10.1007/s00761-018-0506-9

Zimmermann T, Heinrichs N (2015) Entwicklung von Krankheitsakzeptanz. In: Rief W, Hennigsen P (Hrsg) Psychosomatik und Verhaltensmedizin. Schattauer, Stuttgart, S 353–359

6

Nachwort der Herausgeber

Mechthild Dreyer, Tonke Dennebaum,
Theodor Junginger und Monika Seibert-Grafe

Krankheit, Leid und Tod gehören zur Existenz der Menschen, sie werden verdrängt und drängen sich doch mit Macht immer wieder auf, sei es in Form von Kriegen, Naturkatastrophen, Seuchen, Terroranschlägen oder von persönlichen Schicksalsschlägen. Sie zerstören die Illusion einer heilen und gerechten Welt, die Illusion der eigenen Unverletzlichkeit und das Selbstwertgefühl.

M. Dreyer
Philosophisches Seminar, Fachbereich 05: Philosophie und Philologie, Johannes
Gutenberg-Universität Mainz, Mainz, Deutschland
e-mail: dreyer@uni-mainz.de

T. Dennebaum
Katholisch-Theologische Fakultät, Seminar für Fundamentaltheologie und
Religionswissenschaft, Johannes Gutenberg-Universität Mainz, Mainz, Deutschland
e-mail: dennebaum@uni-mainz.de

T. Junginger
Medizinische Gesellschaft Mainz e.V.,
Mainz, Deutschland
e-mail: Junginger@uni-mainz.de

M. Seibert-Grafe (✉)
Medizinische Gesellschaft Mainz e.V.,
Mainz, Deutschland
e-mail: seibertg@uni-mainz.de

© Der/die Autor(en), exklusiv lizenziert durch Springer-Verlag GmbH, DE, ein Teil von
Springer Nature 2021
M. Dreyer et al. (Hrsg.), *Menschliches Leid - Perspektiven der Philosophie und Theologie, des Buddhismus und der Medizin*, https://doi.org/10.1007/978-3-662-63085-3_6

Wer Leid erfährt, fragt nach Gründen für sein Schicksal, möchte Verantwortlichkeiten und Schuld benennen, sucht nach dem Sinn der Mühsal, nach einer Antwort auf die Frage: Wozu soll dies am Ende gut sein? Diese Frage stellt sich umso intensiver, je schwerer das Leid, je größer die existenzielle Krise und je jünger der Betroffene ist. Die Suche nach einer Antwort ist Teil der Bewältigung des Leids und ebenso bedeutsam wie die medizinischen Maßnahmen. Den unterschiedlichen Sichtweisen von Philosophie, Religion und Medizin auf das Leid sind die Beiträge dieses Buchs gewidmet.

Die Frage nach dem Sinn des Leids stellt sich vorrangig in monotheistischen Religionen, die von einem Schöpfergott ausgehen, der den Menschen nach seinem Ebenbild geschaffen hat. Wie kann ein allmächtiger und allgütiger Gott zulassen, dass ein gottgläubiger und rechtschaffener Mensch Leid erdulden muss, während der Sünder davon verschont bleibt? In der Philosophie hat das Thema eine lange Tradition. Der spätantike Philosoph Boethius (480/485–524/526 n. Chr.), vermutlich christianisiert, der sich im Leben nichts zu Schulden hat kommen lassen, wird wegen angeblicher Korruption zum Tode verurteilt. Vor der Hinrichtung verfasst er in der Haft die Schrift *Consolatio philosophiae*. Als gebrochener Mann wird er von der Philosophie besucht, die ihn als Ärztin heilt, indem sie ihm einen Perspektivwechsel verordnet. Nicht der Blick auf irdische Güter ist entscheidend, sondern der Blick auf eine Weltordnung, die auf das gute Ganze hin ausgerichtet ist und an der der Mensch teilhat. Die Frage nach dem Sinn des Leids beantwortet die Philosophie nicht – und verweist stattdessen auf die Begrenztheit des menschlichen Verstandes.

Gottfried Wilhelm Leibniz (1646–1716) geht nicht vom existentiellen Leid des Menschen, sondern vom Gottesbegriff aus und kommt zum Schluss, dass Gott in seiner vollkommenen Güte und Weisheit aus den überhaupt realisierbaren Welten die bestmögliche ausgewählt hat. Dabei ist seiner Auffassung nach das Böse als Kehrseite des gewollten Guten in Kauf zu nehmen. Diese Ansicht wurde vielfach kritisiert und von Voltaire (1694–1778) in der Satire *Candide* ad absurdum geführt. Am Ende einer endlosen Kette von Katastrophen, Unglücksfällen und Zufällen wendet sich Candide von seinem Lehrer, der die Sicht von Leibniz vertritt, ab und empfiehlt den eigenen Garten zu gestalten, d. h. seine Fähigkeiten bestmöglich zu gebrauchen. Auf Leibniz geht der Begriff *Theodizee* zurück, die Frage nach der Gerechtigkeit Gottes in Anbetracht des Leids in der Welt. Zu allen Zeiten haben Theologen versucht, diesen Widerspruch aufzulösen, etwa durch Preisgabe von Prämissen oder Einfügung von Zusatzannahmen. Eine in jeder Hinsicht befriedigende Lösung ist auf diese Weise jedoch nicht zu finden.

Die existentielle Erfahrung der Theodizeeproblematik ist im biblischen Buch Hiob eindrucksvoll beschrieben. Ausgangspunkt ist eine Wette zwischen Gott und dem Teufel, bei der es darum geht, die Glaubensfestigkeit von Hiob zu prüfen. Infolge dieser Wette lässt Gott das Unglück zu, und Hiob verliert Haus, Hof und seine Kinder. Freunde sehen dies als Folge seiner Schuld an, Hiob aber ist aber unschuldig und klagt Gott an. Er erhält keine klare Antwort, mit Ausnahme der Bestätigung, dass er unschuldig ist. Letztlich hält Hiob an seinem Glauben fest und wird reich belohnt.

In ähnlicher Weise klagt Slathiel Gott in der Eszra-Apokalypse an, die um das Jahr 100 nach Christus nach der zweiten Zerstörung des Tempels von Jerusalem entstanden ist. Slathiel erhält von einem Engel, dem Sprachrohr Gottes, die Antwort, die auch Boethius erhielt, nämlich dass der Verstand des Menschen zu begrenzt sei, um Gottes Wege zu verstehen. Als Slathiel damit nicht zufrieden ist, wird das Unglück in der Welt als Prüfung der Glaubensfestigkeit dargestellt, wie dies auch bei Hiob der Fall war. Slathiel ist verzweifelt über die Grausamkeit und Unbarmherzigkeit Gottes und kommt zum Schluss, dass Gott die Welt besser nicht erschaffen hätte. Dies formuliert ähnlich der Theologe Karl Rahner (1904–1984), wenn er fragt: Wäre es nicht besser, es gäbe gar keine Schöpfung?

Die Frage der Theodizee eskaliert mit der fabrikmäßigen Ermordung der Juden in der Zeit des Nationalsozialismus. Millionen Unschuldige wurden nur deshalb gemordet, weil sie der jüdischen Rasse angehörten. Das Bild der Juden von ihrem Gott, der mit den Israeliten einen heiligen Bund geschlossen hat, war damit nachhaltig gestört: „Auschwitz hätte nie passieren dürfen" (Hanna Arendt, 1906–1975). Im Kapitel *Jüdische Theologie* beschreibt Peter Waldmann die tiefen Auswirkungen, die das Schweigen Gottes im Angesicht von Auschwitz auf das Judentum hat: Viele Juden fühlen sich seither der Gemeinschaft, aber nicht mehr dem Gott Abrahams, Isaaks und Jakobs verpflichtet: Eine Religion auf der Suche nach einem anderen Gottesbild.

Dieses hat der Philosoph Hans Jonas (1903–1993) formuliert, wenn er zum Schluss kommt, dass die Schrecknisse von Auschwitz nur eine Folgerung zulassen, Gott habe in seiner Güte den Menschen die Freiheit geschenkt und damit auf seine Macht verzichtet – ein ohnmächtiger, aber mit-leidender Gott. Eine ähnliche Folgerung zog der Philosoph Robert Spaemann (1927–2018), wenn er auf die Frage „Wo war Gott in Auschwitz?" die Antwort gibt: „Am Kreuz!" Dieses Bewusstsein des Mit-Leidens Gottes kommt in dem Gebet von Dietrich Bonhoeffer (1906–1945) zum Ausdruck, wenn er im Angesicht seiner Ermordung die Geborgenheit in den guten Mächten beschreibt, die ihm helfen, den schweren, randvollen Kelch des Leids mit zitternder Hand zu nehmen.

Eine völlig andere Sicht auf den Menschen und das menschliche Leid hat der Buddhismus. Ausgehend von der Lebenswirklichkeit ist das menschliche Leid zentral, unverzichtbar und kennzeichnend für das Leben: Geburt ist Leid, Alter ist Leid, Krankheit ist Leid, Sterben ist Leid. Die Ursache liegt im Menschen, in seinem „Durst", seinem Begehren nach allen möglichen Sinnesobjekten. Eine Aufhebung des Leidens ist nur durch Aufgabe eben dieses Durstes und Verzicht möglich und führt über einen achtgliedrigen Weg zur Befreiung von Leid und zur Erleuchtung. Wer diesen Weg nicht geht, bleibt gefangen im Leid, im ewigen Zyklus der Wiederkehr von Geburt, Tod und Wiedergeburt.

Die Frage nach der Gerechtigkeit Gottes stellt sich im Buddhismus hingegen nicht, da es keinen Schöpfergott gibt. Auch die Frage nach dem Sinn des Leids stellt sich nicht, da jedes Lebewesen für seine eigene Existenz und für sein persönliches Karma, das heißt für die ewig fortbestehenden Folgen seines Handelns verantwortlich ist. Ein schlechtes Karma im früheren Leben kann im jetzigen Leben zu Unglück führen, schlechtes Handeln im jetzigen Leben zu Unglück in einem späteren Leben. Es gibt kein Entrinnen. Die Behandlung einer konkreten körperlichen oder seelischen Erkrankung ist geboten, sie reicht aber im Grunde nicht aus, um die eigentliche Ursache des Leids zu beseitigen. Dazu ist die Überwindung aller Anhaftungen an die unbeständige, nichtige und leidvolle menschliche Existenz notwendig, um zum Nirwana, dem Ende des Leids, zu gelangen.

Die Medizin steht mit ihren vielfältigen Möglichkeiten bei der Bewältigung von Krankheit und Leid im Vordergrund. Der Kranke sucht Heilung, zumindest Linderung. Die Hoffnung darauf ist seine Lebenskraft. Kompetenz und Empathie sollten das Handeln von Ärzten und Pflegenden kennzeichnen. Die Psychotherapie hilft Stress zu bewältigen und Widerstandsfähigkeit aufzubauen und hat dabei auch die Angehörigen der Patienten im Blick. Individuelles Leid betrifft immer auch Mitmenschen.

Die Frage nach dem Sinn des Leids hingegen kann die Medizin nicht beantworten. Es gibt keinen rational nachvollziehbaren Sinn des Leids, zumindest ist der menschliche Verstand – wie es die antiken Erzähler formulierten – zu begrenzt, um diesen zu erfassen. Dies schließt nicht aus, dass der Kranke in der Leiderfahrung Sinn findet und dem Leid Sinn geben kann. Durch Annahme des Leids, Anpassung, Integration in sein Leben und konstruktive Veränderung seiner Persönlichkeit, seines täglichen Lebens und seiner Lebensziele kann es gelingen, die tiefen Verwerfungen zu überwinden, Leid zu bewältigen und eine positive Lebenserfahrung zu gewinnen, die sogar das Leid wieder vergessen lässt. Mehr Gelassenheit, mehr Verantwortungsbewusstsein für sich und das persönliche Umfeld, Änderung der Prioritäten der Werte, mehr Aufmerksamkeit für die schönen Dinge des Lebens können Ergebnisse dieser Sinnfindung sein. Diese Sinnfindung lässt sich nicht verordnen, jeder muss seinen eigenen Weg finden. Der Gläubige wird die Kraft zur Bewältigung aus seinem Gottvertrauen und dem Vertrauen auf die göttliche Vorsehung schöpfen. Gläubig oder ungläubig, für beide gilt der Rat des Candide, auf sich selbst zu vertrauen und alle seine Kräfte zur Überwindung des Leids einzusetzen. Dabei kann der Rat der Philosophie an Boethius, die Perspektive zu wechseln und den Horizont zu erweitern, eine große Hilfe bedeuten. Der Hinweis auf das gute Ganze ist heutzutage wohl weniger tröstlich als in der frühchristlichen Zeit, aber der Blick weg von der Erkrankung auf die Zeit nach deren Überwindung, auf die Möglichkeiten, die trotz aller Einschränkungen noch verbleiben, der Blick auf die erhaltene Zuwendung, auf Ereignisse, die man noch erleben möchte, und auch der Blick zurück auf ein erfülltes Leben kann zu einer anderen Einschätzung der leidvollen Situation führen.

Die Sinnfindung ist eine wesentliche Kraft zur Bewältigung von Leid. Allerdings findet nicht jeder im Leid einen Sinn, für jeden ist das Leid jedoch ein Weg zu einem bewussteren Leben. Je mehr die Kräfte des Kranken beeinträchtigt sind, umso mehr bedarf er der Kraft seines Umfelds. Liebe, Zuwendung und Wertschätzung sind die stärksten menschlichen Kräfte, um menschliches Leid zu überwinden.

Printed in the United States
by Baker & Taylor Publisher Services